RECHERCHES ET OBSERVATIONS

SUR

LE PRURIGO.

IMPRIMERIE DE MADAME POUSSIN, RUE MIGNON, 2.

RECHERCHES ET OBSERVATIONS

SUR

LE PRURIGO,

FAITES A L'HÔPITAL SAINT-LOUIS

ET

DANS LES DÉPARTEMENS DU PAS-DE-CALAIS ET DE LA SOMME.

PAR I.-F.-J. MOURONVAL,

Docteur en médecine de la Faculté de Paris, membre de la Société royale des Sciences, Agriculture et Arts du département du Bas-Rhin; correspondant de la Société de Médecine de Rouen et des Sociétés académiques de Lille, Douai, Arras, Cambrai, etc.

Ars tota in observationibus.

DEUXIÈME ÉDITION,

REVUE, CORRIGÉE ET AUGMENTÉE.

PARIS,

CHEZ BAILLIÈRE, RUE DE L'ÉCOLE-DE-MÉDECINE, N° 13 *bis*.

ARRAS,

CHEZ TOPINO, LIBRAIRE.

1836.

A

Monsieur le vicomte Siméon,

Pair de France, conseiller d'Etat, membre de l'Institut, Académie royale des Beaux-Arts, officier de la Légion-d'Honneur, commandeur de l'ordre royal des Guelphes et de l'ordre Grand-Ducal de Hesse-Darmstadt, etc.

MONSIEUR LE VICOMTE,

Préfet, à une autre époque, du département du Pas-de-Calais, vous avez su, par une administration prudente, sage, éclairée, vous concilier l'estime générale, et, les sciences, les lettres et les arts ont toujours trouvé en vous appui, protection et encouragement. Ce n'est donc que pour faire un acte de justice et remplir un devoir de conscience, que je viens aujourd'hui, monsieur le vicomte, vous prier d'agréer ce faible hommage comme un témoignage public de gratitude et de reconnaissance.

MOURONVAL.

PRÉAMBULE.

Les anciens, qui ont décrit la plupart des maladies avec cette précision et cette rare exactitude que l'on a toujours lieu d'admirer, n'ont point porté le flambeau de l'observation dans l'étude des affections cutanées; et, jusque dans ces derniers temps, une obscurité profonde a régné dans cette branche importante de la pathologie. A quoi donc attribuer cette obscurité? On a pensé qu'elle était due à *la fréquence* des faits, à *la facilité* avec laquelle on pouvait les observer, *au défaut de classification* ou à des *classifications vicieuses*. Mais cette opinion n'est pas vraisemblable, car l'abondance des matériaux, loin de jeter la confusion et l'encombrement dans la et des plaintes amères que poussent à chaque instant les malheureux qui en sont atteints, nous avons réuni tous nos efforts pour trouver quelques moyens de guérison et indiquer une méthode de traitement applicable à la généralité des cas.

Nous avons été guidé dans nos recherches par un maître habile, par M. Lugol, médecin de cet hôpital. Qu'il nous soit permis de lui témoigner ici toute notre reconnaissance, pour les sages conseils qu'il nous a donnés, et les facilités de tout genre qu'il a bien voulu nous accorder dans son service.

Quelques médecins modernes ont fait subir d'heureux développemens à la thérapeutique du prurigo, et M. Rayer, entre autres, a donné des notions précises sur cette affection, dans le bel ouvrage qu'il vient de publier, ouvrage qui nous paraît destiné à faire époque dans la science. Cependant, la matière est loin d'être épuisée; elle reste toujours étendue et féconde. Toutefois, les lumières qui ont été répandues sur ce sujet et les recherches que nous avons faites, depuis plusieurs années, dans les départemens du Pas-de-Calais et de la Somme, serviront à apporter dans la seconde édition de notre mémoire des modifications utiles et importantes.

Toujours circonscrit dans les bornes étroites d'une rigoureuse observation, nous ne nous abandonnerons à aucune espèce de théorie; mais, après avoir cherché constamment à trouver des faits, nous les rassemblerons pour en tirer des conséquences certaines. Nous n'avancerons aucune proposition générale, à moins qu'elle ne soit fondée sur une masse de faits exactement observés, et nous écarterons surtout toutes les hypothèses plus ou moins vraisemblables qui ne doivent point figurer dans un recueil d'observations.

Cette manière de procéder à la description générale des maladies est sans doute très longue et même sévère; mais, comme nous l'avons dit ailleurs, elle a l'immense avantage de nous rendre circonspects, en nous donnant pour ainsi dire à chaque instant, la mesure de nos connaissances; elle tempère notre imagination et retient notre esprit dans la voie de l'expérience, la seule par laquelle nous puissions être les devanciers vraiment utiles de nos successeurs.

RECHERCHES ET OBSERVATIONS

SUR

LE PRURIGO.

SYNONYMIE.

Cnesmos, *pruritus*, *psydracia*, *prurigo*, *scabies papuliformis*, telles sont les principales dénominations de la maladie que nous décrivons.

DÉFINITION.

Le prurigo consiste dans une éruption cutanée non contagieuse, caractérisée par le développement, à la surface du corps, d'un plus ou moins grand nombre de papules (1) isolées, peu proéminentes ou plus larges et plus saillantes, avec peu ou point de changement de couleur à la peau ; éruption qui est accompagnée tantôt d'une démangeaison cuisante, d'autres fois d'un sentiment de formication ou de picotemens semblables à ceux

(1) La plupart des médecins modernes désignent sous le nom de papules de petites élévations pleines, solides, ne renfermant jamais aucun fluide, susceptibles seulement de s'ulcérer quelquefois à leur sommet, mais se terminant le plus souvent par résolution ou par une desquamation furfuracée.

que produiraient des piqûres d'aiguilles brûlantes, et qui siège le plus souvent derrière les épaules, aux lombes, à la nuque, aux cuisses et très rarement entre les doigts.

CAUSES.

On peut observer cette maladie à la suite d'une infinité de causes différentes. Elle est souvent produite par l'usage d'une mauvaise nourriture (1) et un séjour dans des lieux bas et humides. La malpropreté, l'abus des liqueurs alcooliques et des salaisons, le défaut de menstruation, la suppression de cet écoulement périodique, d'une hémorrhagie quelconque, d'une sueur, d'une saignée habituelle, des hémorroïdes et d'un vésicatoire ont quelquefois donné naissance à cette éruption. Les chagrins, l'âge critique, des vêtemens mouillés ou l'application de corps irritans sur la peau, les privations de toute nature et la stérilité en sont des causes assez fréquentes; il en est encore beaucoup d'autres qui se rencontrent plus rarement; comme, le défaut d'allaitement, une frayeur, certaines localités, la perversion de l'appétit ou l'usage des substances non alimentaires. Assez souvent une affection organique du foie, certaines

(1) Cette observation n'avait point échappé à Gallien, qui dit que le mauvais régime influe souvent sur la production du *prurius*.

fièvres, les veilles prolongées, les fatigues excessives, la pléthore, etc., occasionent le développement du prurigo.

Voici plusieurs observations de prurigo produit par quelques-unes des causes que nous avons indiquées :

1re OBSERVATION.

Prurigo produit par des habits mouillés.

Les douleurs augmentent d'intensité pendant la nuit et forcent le malade à quitter le lit pour se laver le corps et les membres avec de l'eau froide. Les bains sulfuro-gélatineux produisent une prompte guérison.

M. Del., âgé de trente ans, de Pozières (Somme), jouissait depuis sa naissance d'une santé excellente, et n'avait jamais eu aucune éruption de boutons, lorsque, dans les premiers jours du mois d'août 1834, après avoir gardé pendant plusieurs heures des habits mouillés sur le corps, il éprouva des picotemens sur les membres et le dos; ces picotemens augmentèrent beaucoup d'intensité les jours suivans et forcèrent le malade à se gratter et à s'arracher la peau qui devint le siége d'une éruption assez intense. Lorsque nous vîmes Del., le 4 septembre au soir, il était dans l'état suivant : égratignures nombreuses et éminences rougeâtres derrière les épaules, sur les lombes et la partie externe des cuisses; on remarquait sur ces diverses parties des papules peu saillantes et peu nombreuses, qui faisaient éprouver au malade des picotemens et une ardeur brûlante très vive; il y avait aussi sur la poitrine de petites excoriations irrégulièrement arrondies et comme plissées sur leur pourtour. Peu de temps après s'être mis au lit, Del. ressentait des douleurs violentes et des démangeaisons si cuisantes, qu'il était obligé de se lever pour se promener et se laver le corps et les membres avec de l'eau froide, afin de calmer le feu qui le dévorait. Se remettait-il au lit, les symptômes qui s'étaient calmés par les lotions froides ne tardaient point à reparaître aussi intenses qu'auparavant, de sorte qu'il était obligé de se lever de nouveau.

Nous conseillâmes au malade de prendre un bain simple et ensuite des bains gélatino-sulfureux tous les jours; nous lui fîmes prendre en même temps chaque matin un paquet composé de douze grains de soufre et de six grains de calomelas, et le soir une pilule de deux grains d'extrait de jusquiame.

A peine le traitement fut-il commencé, que les douleurs diminuèrent beaucoup d'intensité et qu'il y eut un peu de sommeil. Dix-sept jours de traitement, pendant lesquels Del. prit onze bains, suffirent pour faire disparaître complétement la maladie.

Au commencement d'avril 1835, quelques papules reparurent sur le corps avec des démangeaisons cuisantes; mais ces phénomènes disparurent en peu de jours, au moyen de quelques bains sulfuro-gélatineux. Il n'y eut aucune éruption pendant les fortes chaleurs de l'été.

2e OBSERVATION.

Prurigo produit par une lésion organique du foie.

Des répercussifs appliqués intempestivement sur la peau font disparaître en grande partie l'éruption prurigineuse et augmentent la gravité de l'affection hépatique qui se termine par la mort.

M. Debeugny, D., d'une très forte constitution, âgé de 60 ans environ, portait depuis plusieurs années une gastro-hépatite, que l'usage fréquent des liqueurs alcooliques aggravait de jour en jour. A la suite d'une exacerbation qui eut lieu au mois de septembre 1834, le foie augmenta tout à coup de volume, et il se manifesta en même temps une éruption prurigineuse sur le corps et les membres avec une démangeaison lancinante. L'éruption des papules, qu'on observa d'abord sur les extrémités inférieures en petite quantité, augmenta beaucoup d'intensité et s'étendit à tout le corps. Il y eut alors insomnie complète, et le malade s'arrachait continuellement le corps et les membres avec les ongles. Des répercussifs appliqués sur la peau intempestivement firent diminuer l'éruption prurigineuse sans la faire disparaître complétement. Des douleurs pongitives se déclarèrent dans tout l'hypochondre droit et devinrent de plus en plus intenses; un ictère se manifesta avec des démangeaisons ardentes et une éruption plus élevée et plus nombreuse qu'auparavant. Des répercussifs appliqués de nouveau sur la peau ne firent d'abord qu'irriter l'éruption, qui finit enfin par disparaître tout à coup en grande partie; c'est alors que les phénomènes hépatiques prirent un caractère de gravité étonnant. Appelé à cette époque pour donner des soins au malade (3 octobre), je le trouvai dans l'état suivant : ictère très prononcé sur tout le corps et les membres, qui étaient couverts d'égratignures et d'ulcérations arrondies d'un rouge peu foncé, quelques papules sensibles à la vue et au toucher à la partie externe des cuisses, foie douloureux et descendant jusque dans la fosse iliaque droite, urines rares, brictées, gêne extrême pour respirer, extrémités inférieures œdématiées, pouls irrégulier, intermittent, démangeaison cuisante sur le corps et les membres, constipation. (15 sangsues à l'anus, eau de coquelicot gommée, lavement miel 4 onces, cataplasmes émolliens sur le foie.) Cette application de sangsues fut renouvelée deux jours après, avec peu d'amélioration dans l'état de la respiration. Un large vésicatoire appliqué sur le foie et des sinapismes placés sur les cuisses ne produisirent aucun soulagement, et la mort ne tarda point à arriver.

Il fut impossible de faire l'autopsie.

3e OBSERVATION.

Prurigo dont le développement paraît avoir pour cause une grande misère.

Les bains simples, le vin de quinquina et les sucs d'herbes procurent une prompte guérison.

Emart Adélaïde, âgée de 46 ans, fille, couturière, d'une constitution grêle et sèche, a été réglée à l'âge de 11 ans et continua de l'être depuis cette époque, mais assez irrégulièrement; elle est née de parens très sains qui n'ont jamais eu d'affection cutanée. Cette fille, obligée de demander l'aumône, fait habituellement usage d'une mauvaise nourriture et n'a point de demeure fixe. La misère paraît être la cause de l'affection prurigineuse qui s'est développée il y a plusieurs mois. Voici l'état d'Emart à son entrée à l'hôpital Saint-Louis, le 20 octobre 1820 : les bras, les épaules, la poitrine, le dos et la partie interne des cuisses laissent apercevoir des taches grisâtres et des croûtes plus ou moins grandes, d'une couleur noirâtre; il y a en outre beaucoup de boutons farineux et d'écailles blanchâtres, rendant la peau rugueuse. Il n'existe point de démangeaison, mais bien des picotemens semblables à des piqûres d'épingle. Il n'y a point d'exacerbation pendant la nuit. La tête est recouverte d'une teigne très intense qui s'est manifestée depuis huit jours. La figure est pâle et jaune, les yeux sont enfoncés. En un mot, tout semble annoncer que cette femme a essuyé toute sorte de privations. (Cataplasmes émolliens sur la tête, suivis de l'application de la poudre de charbon; bains simples, sucs d'herbes, vin de quinquina 4 onces chaque matin.) Ces moyens continués jusqu'au 8 novembre, procurent la guérison du prurigo. La peau est souple et présente seulement quelques petites taches brunes dans la place des boutons et des croûtes. La tête est aussi parfaitement nette. Il n'y a plus de picotemens et l'état général est beaucoup meilleur.

4e OBSERVATION.

Prurigo occasioné par une peur, et guéri en peu de temps par les bains sulfureux et les fumigations sulfureuses alternativement.

Gaudry Véronique, âgée de 17 ans, n'était pas encore réglée lorsqu'elle entra à l'hôpital Saint-Louis, le 9 octobre 1820. Deux mois auparavant, elle avait vu paraître sur tout son corps, à la suite d'une peur, un grand nombre d'élévations larges, aplaties, sans changemens de couleur à la peau et quelques-unes coniques, d'une couleur rouge. Lorsque la malade entra à l'hôpital Saint-Louis, elle éprouvait des picotemens continuels, mais qui se faisaient plus particulièrement sentir pendant la nuit; il y avait sur la poitrine, la région lombaire et les cuisses, des duretés rouges et des croûtes brunâtres, arrondies, peu étendues et assez saillantes. La peau était comme farineuse. Il y avait aussi derrière les épaules et à leur partie antérieure, des excoriations rouges, irrégulièrement arrondies; la peau offrait une teinte rougeâtre dans leur intervalle. On observait également des taches blanchâtres et de petites éminences coniques, à tête noire, sur les mamelles, le dos et les jambes. (Fumigations sulfureuses, bains sulfureux alternativement.)

Gaudry sortit de l'hôpital Saint-Louis le 31 octobre 1820. Elle était complétement débarrassée de son affection prurigineuse.

Toutes les classes de la société peuvent être affectées du prurigo. On l'a vu attaquer, dans les derniers momens de leur existence, plusieurs de nos hommes de lettres les plus recommandables. Parmi les personnages célèbres qui en ont été également atteints, le professeur Alibert cite Platon, l'empereur Charles-Quint, le roi Charles IX, et plus récemment l'abbé Morellet.

Cependant on l'observe bien plus fréquemment chez les pauvres que chez les riches ; on pourra facilement se rendre compte de cette fâcheuse prédilection, en ayant égard aux causes qui produisent le prurigo ; causes qui se trouvent réunies en bien plus grand nombre dans la classe indigente que dans celle qui est opulente. En effet, les causes les plus fréquentes de cette affection sont, pour les riches, les fatigues, les veilles, les chagrins, la tristesse, la cessation de la menstruation, etc., causes que l'on peut rencontrer également chez les pauvres, qui sont encore soumis à une foule d'autres, comme la malpropreté, l'usage d'une mauvaise nourriture, le séjour dans des lieux bas et humides, etc.

Le prurigo est plus commun dans l'enfance et la vieillesse (1) que dans l'âge viril et la jeunesse. On en trouve aussi la raison dans la considération des causes, car nous avons vu précédemment que les pauvres étaient plus sujets, par leur position, à contracter le prurigo que les riches. Or, les enfans et les vieillards de la classe indigente, que leur

(1) Hippocrate avait déjà noté que c'était dans les deux extrêmes de la vie, l'enfance et la vieillesse, qu'on remarquait le plus souvent le *pruritus*.

âge rend moins aptes au travail, sont bien plus exposés à être soumis à l'influence de cette maladie, que les jeunes gens de cette même classe, qui peuvent, en travaillant, se procurer plus facilement les besoins de la vie, changer plus fréquemment de linge, et se soustraire à la plupart des causes qui produisent toutes les affections prurigineuses.

On reçut à l'hôpital Saint-Louis, pendant l'année 1819, cent onze prurigineux; sur ce nombre, il y en avait soixante-quinze qui avaient plus de trente ans. Parmi ces soixante-quinze malades, beaucoup étaient sexagénaires ou septuagénaires (1).

Quoique l'époque des développemens des règles, les dérangemens qu'elles peuvent subir dans leurs cours, et l'âge critique, soient tout autant de circonstances qui exposent les femmes au prurigo, les hommes, néanmoins, y paraissent plus particulièrement sujets.

A l'hôpital Saint-Louis, sur cent onze prurigineux, on comptait soixante-quatorze hommes, et trente-sept femmes. (Voyez le tableau placé à la fin de ce Mémoire.) (2).

---

(1) Ce que je viens de dire pour 1819, je l'ai répété pour plusieurs autres années, et j'ai rencontré à peu près les mêmes résultats.

(2) Je ferai encore remarquer ici que ce qui vient d'être dit, au sujet de l'année 1819, est également applicable à toutes les autres années, où l'on reçoit toujours, à l'hôpital Saint-Louis, plus de prurigineux que de prurigineuses.

Parmi les tempéramens, nous avons cru remarquer que les bilieux y étaient plus exposés que les autres.

Les vieilles filles sont très souvent attaquées du prurigo : cette observation, qui nous semble fort remarquable, nous avons eu occasion de la répéter un grand nombre de fois à l'hôpital Saint-Louis, où sont réunies les maladies cutanées de toute espèce.

Ce serait ici, je crois, le lieu de répéter ce qu'avance un professeur distingué, M. Richerand, au sujet d'une maladie grave..... Il semble, dit-il, que la nature veuille ainsi se venger de la transgression à ses lois.

Quelques auteurs disent avoir remarqué que le prurigo *mitis* se manifeste généralement au printemps ou au commencement de l'été, tandis que le prurigo *formicans* s'observe dans toutes les saisons. C'est à la fin de l'été et au commencement de l'hiver que nous avons vu dans les hôpitaux le plus grand nombre de *prurigineux* ; mais cela dépend peut-être de la diminution des travaux au commencement des temps froids. Les prurigineux qui ont continué, pendant la belle saison, d'exercer leur profession avec cette maladie, entrent en hiver dans les hôpitaux pour s'en faire guérir et se soustraire à l'intempérie des saisons. Quoi qu'il en soit, il est certain que l'accroissement de cette maladie a lieu plus facilement pendant les temps chauds que pendant les autres saisons de l'année. Tels sont du moins les résultats de nos observations sur un assez bon nombre de prurigineux.

Les professions dans lesquelles on remarque le plus fréquemment le prurigo sont celles de militaires en activité de service, de militaires retirés, de journaliers, de sapeurs-pompiers.

Les personnes qui n'ont point d'état contractent aussi souvent cette maladie. Les femmes qui ont été mal réglées, ou celles qui l'ont été très difficilement, sont fréquemment tourmentées par des affections prurigineuses. Ces éruptions ne peuvent-elles pas être considérées, dans ces cas, comme des espèces d'émonctoires à l'aide desquels l'économie animale se débarrasse de certaines matières, qui auraient dû être portées au dehors par les fonctions naturelles qui n'ont point eu lieu, ou qui se sont exercées d'une manière très irrégulière et très incomplète ?

Cette affection est le plus souvent sporadique ; on dit qu'elle est quelquefois épidémique.

Très souvent même on a confondu la gale avec le prurigo, et, beaucoup d'épidémies, que l'on a regardées comme galeuses, n'étaient autre chose que des affections prurigineuses. C'est ainsi qu'on observe parmi les soldats, dans les hôpitaux militaires ambulans, des prurigos qui se développent et s'accroissent par le défaut de propreté, l'habitude de porter des habits mouillés, l'usage d'une mauvaise nourriture, la suppression de la transpiration, etc. La gale épidémique dont parle Ramazini semblait tenir à des causes de cette nature, comme l'a observé très judicieusement le professeur Pinel.

Il existe des pays où le prurigo est endémique, comme dans certaines provinces de l'Espagne, par exemple, où les habitans, plongés dans une misère extrême, joignent à une grande paresse des habitudes grossières. On remarque communément à Saint-Domingue et dans les provinces Illyriennes des éruptions prurigineuses qui attaquent ordinairement ceux qui séjournent dans ces pays, et qui les quittent lorsqu'ils en sortent.

C'est surtout sur les bords de la mer que le prurigo règne endémiquement. Dans ces endroits, en effet, tout concourt à produire et à propager cette maladie : habitation dans des lieux humides, respiration d'un air malsain, usage d'une nourriture salée, de mauvaises eaux, etc. C'est cette affection qui, pour le dire en passant, a souvent été décrite, par les auteurs, pour une gale endémique, parce qu'on n'a point assez fait attention que le concours de ces causes si propres à produire le prurigo, et qui constitue, pour ainsi dire, son essence, que ce concours de causes, dis-je, n'a aucune influence sur le développement ou la propagation de la gale.

Dans quelques occasions, le prurigo semble attaquer plus particulièrement les étrangers. On assure que les Tartares qui sont en Russie sont fréquemment atteints d'une affection prurigineuse, mortelle pour la plupart d'entre eux.

Quelquefois cette maladie se développe d'une manière critique : nous avons eu occasion de voir à l'hôpital Saint-Louis, et dans notre pratique particulière, se manifester des éruptions prurigineuses à la fin de certaines fièvres, de quelques maladies aiguës, etc. (Obs. 18e.)

Description générale.

Le prurigo peut se développer indistinctement sur toutes les parties du corps. Le plus souvent, néanmoins, il commence par les épaules, la région lombaire, le dos et la poitrine. L'invasion est quelquefois brusque et instantanée, comme cela arrive assez ordinairement à la suite d'une peur, de la suppression des règles, d'une hémorrhagie quelconque, etc. En certains cas, elle ne se manifeste qu'après une série de phénomènes divers et un laps de temps plus ou moins long. Dans quelques circonstances, le développement de cette maladie est partiel; plus souvent il est général. Au reste, l'époque de l'invasion varie considérablement, suivant les causes, la constitution individuelle, les saisons, les circonstances concomittantes, et suivant les dispositions particulières des malades, qui portent quelquefois les mains sur leur corps, l'arrachent avec leurs ongles, et l'ensanglantent avant qu'on ait pu observer aucune éruption. En général, le prurigo est précédé d'une démangeaison plus ou moins vive sur une ou plusieurs parties du corps; cette démangeaison devient de plus en plus ardente, et augmente ordinairement beaucoup pendant la nuit, ou bien lorsque le corps s'échauffe d'une manière quelconque; elle est quelquefois si violente, que les malades sont obligés de quitter leur lit pour se promener dans la chambre, et se laver toutes les parties du corps avec de l'eau froide (Obs. 1re.)

Le prurigo s'annonce sous la forme de petites éminences ou papules, plus ou moins sensibles au toucher et à la vue, sans changement remarquable de couleur à la peau; les sommités de ces papules ne tardent pas à être arrachées par les ongles des malades ou par des frottemens réitérés; les muscles entrent quelquefois en contraction et ressemblent à des cordes tendues sous la peau. Celle-ci offre assez souvent des gerçures plus ou moins considérables dans différens points de son étendue, et acquiert parfois une épaisseur très grande; elle présente aussi de petites croûtes noirâtres ou des éminences semblables à des têtes d'épingle. Quand la maladie est ancienne, surtout si on l'observe chez les vieillards, on voit l'épiderme s'élever par écailles farineuses, ou bien on remarque une espèce de poussière blanchâtre répandue çà et là sur le tronc et les membres. Dans quelques circonstances, ce sont des taches grisâtres, irrégulières, ou des ulcérations de diverse grandeur. Chez les enfans et les femmes qui ont la peau fine, le prurigo laisse rarement des traces à sa suite. Lorsque les malades portent les mains sur le corps pour calmer le sentiment intolérable de la démangeaison, ils ressentent une vive cuisson, et se croient entourés d'un feu ardent. L'éruption peut être très intense et le prurit modéré; mais, d'un autre côté, on a vu souvent le développement d'un petit nombre de papules occasioner des démangeaisons insupportables.

Les vieillards qui sont affectés du prurigo éprouvent fréquemment des douleurs cruelles. Chez eux, l'éruption est, en général, très nombreuse (1), accompagnée d'une grande quantité d'égratignures, d'ulcérations, et d'une desquammation abondante de l'épiderme. Il y a, dans beaucoup de cas, des

---

(1) Le contraire a lieu pour la gale, où l'éruption paraît être moins abondante dans la vieillesse qu'à toute autre époque de la vie.

(*Recherches et Observations sur la gale, faites à l'hôpital Saint-Louis, etc.*, par F. J. Mouronval, D. M. P., 1 vol. in-8°, avec planc. lith.)

furoncles ou des abcès qui affectent plus particulièrement les aisselles. Ces vieillards ont souvent une physionomie particulière, leur teint est jaunâtre, leurs traits sont tirés, et il existe un état de maigreur plus ou moins considérable. Lorsque cette maladie existe depuis long-temps, et qu'elle est abandonnée à elle-même, l'appétit se pervertit, un amaigrissement remarquable se déclare avec insomnie, trouble des fonctions, dépérissement et même la mort. (Observ. 14ᵉ.)

Le prurigo est une des maladies les plus cruelles qui puissent affecter le corps humain; les malades qui en sont atteints disent, très souvent, qu'ils ne trouvent point d'expression assez forte pour exprimer leurs tourmens. Une vieille et malheureuse fille, à laquelle nous avons eu occasion de donner nos soins à l'hôpital Saint-Louis, nous répétait chaque jour qu'il lui semblait que sa chemise était garnie de pointes qui se redressaient quand elle faisait quelques mouvemens. On connaît l'histoire de cet homme atteint du *prurigo formicans* que Wilkinson trouva nu, assis sur son lit et se déchirant la peau avec un peigne. Chaque malade emprunte souvent à sa profession les termes dont il se sert pour exprimer ses douleurs. L'abbé Morellet, dont parle M. Alibert dans son bel ouvrage, était obligé de se lever plusieurs fois la nuit, à l'âge de 80 ans, pour se faire éponger le dos et la poitrine avec de l'eau et du vinaigre saturné. Je suis, disait-il, sur le gril de saint Laurent. Un militaire atteint de la même maladie, disait au même médecin : il me semble que je suis sans cesse piqué par des hallebardes.

Un malaise général, des douleurs à la tête et à l'épigastre, un sentiment de courbature ou de brisement dans les membres précèdent quelquefois le développement du prurigo.

L'affection papuleuse diminue ordinairement pendant le cours des maladies aiguës, et disparaît même parfois complétement pour reparaître quelque temps après. (Obs. 19e.)

Variétés.

Batteman décrit quatre variétés principales de prurigo, qui sont, le *prurigo mitis*, le *prurigo formicans*, le *prurigo senilis* et *pedicularis*, et le *prurigo partiel*. D'autres médecins n'en distinguent que deux variétés, le *prurigo mitis* ou *formicans* et le *prurigo senilis* ou *pedicularis*. Mais toutes ces distinctions sont plus ou moins vicieuses, parce qu'elles ne se rapportent, en général, qu'à des degrés différens de la même maladie, et qu'elles n'expriment pas toujours exactement les caractères de cette maladie. Ainsi, par exemple, le *prurigo mitis* devient souvent *formicans* par son ancienneté, et le *prurigo formicans* peut devenir *senilis*, parce qu'on l'observe quelquefois dans la vieillesse. D'un autre côté, le *prurigo pedicularis* n'est pas toujours *senilis*, puisqu'on le voit quelquefois dans l'âge adulte, et même dans la jeunesse. Ces diverses dénominations ne représentent donc qu'incomplétement les variétés du prurigo, et n'en donnent même parfois qu'une idée fausse, ce qui nous a déterminé à les abandonner pour en proposer d'autres.

Nous diviserons le prurigo en *général* et en *partiel*.

Le prurigo *général* pourra présenter deux variétés, la première que nous appellerons *simple* ou *simplex*, et la seconde que nous nommerons *pédiculaire* ou *pedicularis*. Dans la première de ces variétés seront comprises celles de *mitis*, de *formicans* et de *senilis*.

Dans le *prurigo partiel*, nous admettrons, avec Willan et quelques autres médecins, des variétés tirées du siége de la maladie. Les principales sont le *prurigo scroti* et *præputii*, le *prurigo podicis*, le *prurigo pudendi muliebris*.

Prurigo simplex.

Cette variété s'annonce ordinairement par une démangeaison plus ou moins ardente sur une partie du corps; tantôt les malades éprouvent une espèce de *fourmillement*, d'autres fois ce n'est qu'un prurit incommode et modéré, et une éruption cutanée ne tarde point à se manifester ; les papules qui paraissent sur la peau sont petites, discrètes, peu proéminentes, ou bien plus larges et plus saillantes. Dans un grand nombre de cas, les malades éprouvent des picotemens semblables à ceux que produiraient des pointes d'aiguilles rougies qu'on enfoncerait sous la peau ; quelquefois c'est une ardeur brûlante qui augmente considérablement par les frottemens. Les papules sont bientôt arrachées par les ongles des *prurigineux*, qui portent involontairement les mains sur le corps, et l'ensanglantent ; on voit à leur place des ulcérations arrondies, irrégulières et d'une étendue variable; leur circonférence paraît comme plissée ; leur couleur varie suivant leur ancienneté ; elles sont d'abord rouges et baignées d'un liquide séro-sanguinolent, ensuite elles pâlissent et finissent souvent par se recouvrir d'une petite croûte grisâtre ou brunâtre semblable à une tête d'épingle, résultant de la dessication du liquide épanché. La peau est presque toujours rugueuse, inégale, sillonnée par des égratignures plus ou moins étendues, produites par des coups d'ongles. On remarque aussi fréquemment, sur différens points de son étendue, des taches d'une couleur verdâtre et des boutons rougeâtres ou des furoncles développés accidentellement. Le prurit augmente ordinairement pendant la nuit; il est quelquefois si violent que l'insomnie en est la suite, et que les malades sont obligés de se lever pour calmer les tourmens qu'ils éprouvent. Il y a souvent dans le prurit des rémissions plus ou moins longues, et, quand le malade est occupé de travaux importans, la démangeaison se fait sentir moins vivement, et disparaît même quelquefois momentanément.

Prurigo pedicularis.

Cette variété est caractérisée par une forte démangeaison qui augmente beaucoup par la chaleur. Une foule de petits poux (genre *pediculus*) recouvrent ordinairement le tronc ou les membres et quelquefois toutes ces parties en même temps. Les malades portent continuellement les mains sur le corps, et y produisent des altérations diverses. Il se développe des éminences ou papules dont la base est large; il y a peu ou point de changement de couleur à la peau. Quelquefois on observe çà et là de petites élévations coniques et rougeâtres; on remarque aussi des excoriations et des égratignures de grandeur et de couleur variables. La peau, plus ou moins altérée, suivant l'ancienneté de la maladie, est ordinairement jaune; la face présente souvent un aspect particulier, difficile à décrire, et il y a un état de maigreur assez prononcé. On observe, dans le plus grand nombre de cas, des taches verdâtres, irrégulières, assez étendues ; elles sont parfois réunies en grande quantité, et forment des espèces de vergetures d'une grandeur considérable. Lorsque la maladie est ancienne ou intense, elle perd souvent ses caractères primitifs, et offre des éruptions rougeâtres qui ne sont qu'accidentelles, mais que l'on doit néanmoins noter, parce qu'elles deviennent, pour ainsi dire, des symptômes caractéristiques. Les observations suivantes pourront donner une idée de cette variété.

5e OBSERVATION.

Prurigo pédiculaire produit par la misère et la malpropreté.

Les fumigations sulfureuses et les bains sulfureux alternativement amènent une prompte guérison.

Bibrelle, Victoire-Antoinette-Henriette, veuve, âgée de 67 ans, sans état, n'avait jamais eu la gale ni d'affection cutanée, lorsque, plongée dans une extrême misère, et négligeant tous les soins de propreté, elle vit paraître sur les bras et les cuisses beaucoup de petits boutons rougeâtres, avec une démangeaison ardente. Cette éruption fut produite par une foule de petits poux qui semblaient sortir de toutes les parties du corps. Pendant le jour, la démangeaison était beaucoup moins vive que pendant la nuit. Bibrelle entra à l'hôpital Saint-Louis le 26 septembre 1820. Il y avait alors des plaques grisâtres, ou plutôt verdâtres, arrondies, assez larges, dont le pourtour était légèrement rouge. Ces plaques étaient rugueuses, peu saillantes au-dessus du niveau de la peau. On observait aussi des excoriations dont le pourtour offrait des rides plus ou moins prononcées. Les membres seuls étaient le siége de cette éruption; il n'y en avait point autour des épaules. (Fumigations sulfureuses et bains sulfureux alternativement.) Des furoncles se manifestèrent au dos. Guérison le 2 novembre 1820. Bibrelle resta encore quelque temps après à l'hôpital pour s'assurer de l'entière guérison.

6e OBSERVATION.

Prurigo pédiculaire, dans lequel les bains sulfureux et les fumigations sulfureuses, administrés tour à tour, sont d'une grande efficacité.

Lesage, Julie, âgée de 30 ans, ouvrière en coton, entra à l'hôpital Saint-Louis, le 23 août 1820; elle portait depuis trois mois une éruption fort intense qui avait été précédée d'une démangeaison ardente. On voyait un grand nombre de boutons assez élevés, la plupart sans changement de couleur à la peau; on remarquait, en outre, beaucoup d'ulcérations dont la circonférence était comme froncée; les douleurs étaient semblables à celles que produiraient des piqûres de punaises (c'est l'expression de la malade); elles étaient beaucoup plus vives la nuit que le jour. En examinant la peau attentivement, nous aperçûmes une multitude d'insectes très petits, qui occupaient plus particulièrement les aisselles, la partie antérieure de la poitrine et les épaules. On administra les fumigations sulfureuses et les bains sulfureux alternativement. A la suite de la première fumigation, plus de la moitié des boutons disparurent; on trouva à leur place une petite ulcération circulaire, laissant voir au fond un nouvel épiderme. Lesage sortit de l'hôpital Saint-Louis, le 27 septembre 1820, parfaitement bien guérie.

7e OBSERVATION.

Prurigo pédiculaire guéri par les frictions sulfuro-alcalines.

Crépet, Elisabeth, âgée de 57 ans, lingère, vivait habituellement dans la misère. Depuis son époque critique, qui eut lieu à 47 ans, elle éprouvait, de temps en temps, des démangeaisons qu'elle calmait par des bains. Elle entra à l'hôpital Saint-Louis, le 11 novembre 1820, pour y être traitée d'une affection prurigineuse, qu'elle portait depuis deux mois. Cette affection avait été précédée d'une forte démangeaison. Une immense quantité de vermines recouvrait les bras, la poitrine, le bas-ventre, les cuisses et les jambes. Il y avait beaucoup de boutons rouges, de croûtes grisâtres et d'ulcérations plus ou moins étendues. La démangeaison et les picotemens étaient si violens que cette malade était obligée de prendre un linge ou tout autre chose pour se frotter le corps. Pendant la nuit, elle ne pouvait presque point goûter de repos. (Frictions sulfuro-alcalines, bains simples) : ces moyens furent suivis d'heureux résultats, et la guérison fut obtenue dans un espace de temps assez court.

Les petits *pédiculaires* qui produisent et entretiennent le prurigo, semblent prendre naissance dans l'intérieur de la peau ; il est certain, du moins, qu'ils se logent souvent sous l'épiderme. Le fait suivant, que nous avons observé plusieurs fois, ne laisse aucun doute à cet égard.

Plusieurs malades, affectés de prurigo *pedicularis*, vinrent successivement réclamer des secours à l'hôpital Saint-Louis. On leur administra d'abord des bains d'eau simple pour nettoyer le corps. En sortant du premier bain, on leur donna du linge blanc et on les fit coucher dans un lit très propre ; la peau paraissait alors parfaitement nette. Nous fûmes plus d'une fois très surpris de voir, un instant après, la chemise de quelques-uns de ces malades couverte, pour ainsi dire, de ces petits poux. Leur origine ne pouvait être équivoque; la peau seule avait pu les fournir.

Il paraîtrait même que ces petits animaux se plairaient mieux chez certaines personnes que chez d'autres. Nous avons entendu dire plusieurs fois, à quelques malades, que ces insectes venaient naturellement sur leurs corps, et que c'était en vain qu'ils mettaient en usage tous les soins de propreté. Il est cependant à remarquer que cette disposition particulière du corps à engendrer ces insectes ne s'était souvent manifestée qu'après une misère plus ou moins prolongée.

Prurigo scroti et præputii.

Il se manifeste ordinairement un prurit plus ou moins prononcé au scrotum, avec suintement d'une matière grasse; des papules se font remarquer sur cette partie, et sont, en général, rares et peu saillantes. Des démangeaisons cuisantes et lancinantes laissent peu de repos aux malades, surtout pendant la nuit; c'est souvent alors que le prurit devient quelquefois insupportable. Dans quelques cas, quand la maladie est ancienne, il se manifeste des paroxismes tellement violens qu'ils arrachent des cris et des plaintes continuels aux malades. Des élancemens très douloureux se font sentir dans toutes les parties affectées; la peau s'épaissit, devient dure, rugueuse et se recouvre souvent d'une espèce de poussière farineuse ou de petites écailles très minces.

Le pénis et le prépuce peuvent aussi devenir le siége d'une éruption prurigineuse, et alors se manifeste une série de symptômes plus ou moins violens, selon l'intensité de la maladie; nous ne pouvons mieux faire dans cette circonstance, pour en donner une idée exacte, que de citer la description de Lorry, dans son ouvrage intitulé: *Tractatus de morbis cutaneis*, in-4°, p. 449. Voici la traduction qu'en donne M. Gibert, dans son Manuel des maladies de la peau. « Cette affection (dit « Lorry), attaque particulièrement les adultes et « ceux qui ont passé l'âge de la puberté, les indi- « vidus qui, doués d'un esprit vénérien très pro- « noncé, vivent dans la continence et la chasteté. « Les femmes en sont aussi quelquefois atteintes, « mais dans un âge plus mûr. Au commencement, « la maladie se présente sous un aspect assez benin, « et ne cause que de la démangeaison ; mais, plus « tard, tant chez les hommes que chez les femmes, « surgit une ardeur incroyable pour les plaisirs « vénériens. C'est en vain que la morale et la pu- « deur résistent à ces désirs ; la main se porte in- « volontairement vers les parties irritées, le frotte- « ment ajoute encore au prurit..... *et animus ipse* « *in partem operis venit cùm artuum tremore et* « *palpitatione*. Il y a des heures de rémission pen- « dant lesquelles les malades jouissent de quelque « tranquillité, mais le mal se reproduit par accès « qui se montrent surtout la nuit. Les relations « familières qui existent entre les personnes de « sexe différent contribuent beaucoup à entretenir

« ces paroxismes. Le vin, les épices, le café, les « spiritueux, accroissent les accidens, tellement « même, que j'ai connu des hommes qui n'étaient « en proie à ce tourment que lorsqu'une semblable « cause venait les provoquer : aussi, instruits par « l'expérience, ils évitaient soigneusement l'usage « des stimulans. Le mal faisant des progrès, les « parties où il siége se couvrent de taches jau-« nâtres ; le scrotum s'épaissit et devient rugueux ; « il se rétracte singulièrement pendant le pa-« roxisme : il en est à peu près de même des grandes « lèvres chez les femmes. La fréquence des érec-« tions réagit sur le moral qu'enflamment des ima-« ges passionnées. Les parties n'offrent pas préci-« sément d'éruption *lichenoïde ;* mais elles ont un « épiderme rugueux d'où suinte une perspiration « odorante dont le produit ne tache pas le linge et « n'adhère pas aux doigts, mais rend la peau onc-« tueuse au toucher. A mesure que la maladie s'ac-« croît, le prurit devient de plus en plus insuppor-« table, les paroxismes redoublent de force et de « fréquence, si bien que le malade, perdant toute « retenue, ne saurait s'empêcher de se gratter, « même en présence d'un roi ! Souvent, dans l'in-« tervalle même du paroxisme, la peau est le « siége d'élancemens douloureux, comme si elle « était traversée par des aiguilles enflammées, et « cette sensation pénible arrache des cris au ma-

« lade. La peau se gerce, se ride, se fendille; elle « est arrachée par les ongles du patient ; le moindre « frottement lui fait exhaler un liquide odorant, et « l'éréthisme vénérien devient continu. »

MM. Rayer et Gibert pensent que Lorry a eu tort de rapporter à *l'intertrigo* ce tableau si vrai et si expressif des tourmens auxquels sont en proie les malades atteints de quelques affections prurigineuses des parties génitales; nous partageons entièrement leur avis à cet égard. Nous pensons aussi que, non seulement les médecins anciens ont souvent confondu le prurigo partiel avec l'intertrigo ou l'érythème, mais que, de nos jours même, plusieurs médecins n'ont point été exempts de commettre cette erreur; il est facile de s'en convaincre par la description qu'ils en donnent. Le *prurigo podicis sans éruption* ne pourrait-il pas souvent, par exemple, se rapporter à une variété de l'érythème?

Prurigo podicis.

Cette variété peut exister avec le prurigo des parties génitales de l'homme et de la femme, et fait éprouver, pendant la nuit, aux personnes qui en sont atteintes, des douleurs cruelles autour de l'anus; le prurit est moins violent pendant le jour; mais il ne laisse pas que d'être très gênant et très incommode. Dans cette variété de *prurigo*, l'éruption est ordinairement peu prononcée ; les papules sont peu saillantes et en petit nombre.

Quant à ces démangeaisons violentes qui existent quelquefois autour de l'anus, sans éruption, elles peuvent être produites soit par des vers, soit par d'autres causes, et ne sauraient constituer le prurigo proprement dit ; elles sont plus souvent, ainsi que nous l'avons fait observer précédemment, des symptômes d'une variété de l'érythème que du prurigo ; car la démangeaison seule ne nous paraît pas suffisante pour caractériser cette dernière maladie.

Prurigo pudendi.

Dans le début, il y a quelquefois de petites élévations ou des taches rougeâtres dans la partie malade ; d'autres fois il n'y a qu'un suintement avec une éruption peu prononcée. La démangeaison est ordinairement vive et cuisante, et détermine souvent des désirs ardens pour les plaisirs vénériens. Cette variété attaque fréquemment la vulve et le vagin, produit une leucorrhée plus ou moins abondante, et en même temps, l'onanisme et même la nymphomanie (1).

La fréquentation d'un autre sexe, l'usage des liqueurs fortes, tous les écarts de régime augmentent beaucoup l'intensité de cette maladie qui

(1) Voir la description de Lorry, déjà citée.

présente parfois des exacerbations bien marquées. Dans quelques circonstances, la peau finit par se fendre et devenir rugueuse.

On a remarqué que les femmes, après l'âge critique, et particulièrement celles qui vivent dans le célibat, sont plus souvent attaquées de cette variété de prurigo que les autres personnes.

Siége.

On peut observer le prurigo sur toutes les parties du corps; mais il est des endroits qu'il attaque de préférence, tels sont le cou, les épaules, la région lombaire, assez souvent le pli des articulations, et quelquefois la face. Il affecte quelquefois une partie du corps exclusivement. Telles sont les diverses variétés de prurigo local que nous avons décrites.

Marche.

Cette maladie est continue, rémittente ou intermittente.

Quoiqu'il soit assez souvent continu dans sa marche, le prurigo, néanmoins, présente fréquemment des rémissions très prononcées. On le voit, dans beaucoup de cas, augmenter à l'époque de la menstruation et au retour du printemps. (Obs. 17e.)

Le climat a également une influence très marquée sur la marche du prurigo, c'est ainsi, par exemple, que les personnes qui demeurent à Saint-

Domingue, sont souvent affectées de cette maladie dont elles sont délivrées en quittant le pays; mais elles en sont bientôt atteintes de nouveau quand elles y rentrent. On voit aussi le prurigo revenir parfois à des époques régulières ou irrégulières, et montrer une véritable intermittence. (Obs. 8e et 15e.) Il augmente fréquemment d'intensité par l'usage des salaisons et des viandes fumées. Il disparaît quelquefois de lui-même ou au moyen d'un traitement convenable, et reparaît ensuite à une époque plus ou moins éloignée. (Obs. 8e.)

8e OBSERVATION.

Prurigo périodique augmentant d'intensité pendant les chaleurs.

Les lotions sufureuses produisent de très bons résultats.

Le nommé Nicaisse, de Ligny-Thilloy (Pas-de-Calais), âgé de 62 ans, d'une assez bonne constitution, éprouvait depuis quelques années, au retour du printemps, des démangeaisons cuisantes derrière les épaules, à la région lombaire et autour des jambes; ces démangeaisons étaient souvent suivies d'une éruption de boutons plus ou moins abondante et dont la durée était très variable. Les chaleurs de l'été produisaient ordinairement une augmentation remarquable dans l'intensité de l'affection prurigineuse et laissaient peu de repos au malade pendant la nuit.

Je fus consulté par Nicaisse, le 24 avril 1822; il portait alors des papules derrière les épaules et à la partie externe des jambes ; elles étaient accompagnées de petites ulcérations arrondies et comme plissées sur leur pourtour ; il y avait aussi des égratignures et des boutons rougeâtres sur plusieurs parties du corps ; la démangeaison était piquante et brûlante tout à la fois et occasionait souvent l'insomnie. (Tisane amère, lotion vinaigrée sur le corps et les membres, régime doux.) Ces moyens ne produisirent point de changement dans l'état du malade qui éprouvait toujours à peu près les mêmes démangeaisons. Je conseillai alors de remplacer les lotions vinaigrées par les lotions sulfureuses (1); les symptômes diminuèrent bientôt d'intensité, le sommeil reparut, et seize jours de traitement suffirent pour opérer la guérison du prurigo. Pendant les chaleurs, les démangeaisons voulurent quelquefois reparaître ; mais elles furent dissipées, en peu de temps, par quelques lotions sulfureuses, pratiquées sur les parties souffrantes.

En 1823, 1824 et 1825, les mêmes phénomènes se manifestèrent au printemps, mais avec beaucoup moins d'intensité que les années précédentes ; ils furent combattus avec le même succès

---

(1) Voyez, à la fin de ce Mémoire, l'art. vij du chapitre iij.

par les lotions indiquées ci-dessus, auxquelles on joignit, à l'intérieur, l'administration d'un mélange de soufre et de calomel. L'affection prurigineuse diminua toujours d'intensité chaque année et, en 1828, il n'y eut plus que quelques démangeaisons de courte durée et de peu d'intensité. Depuis ce moment, Nicaisse n'a plus éprouvé d'éruption, mais seulement quelques démangeaisons de temps en temps.

Durée.

Le prurigo peut durer pendant un temps très variable, quelquefois il se termine en quelques jours, d'autres fois il persiste pendant des mois et même des années entières. La durée est relative aux constitutions individuelles, à l'âge, au régime de vie, aux saisons, au traitement employé, etc. Les tempéramens bilieux sont ceux chez lesquels cette maladie dure ordinairement le plus longtemps; chez les enfans, en général, il est bien moins opiniâtre que chez les vieillards; la peau de ceux-ci devient dure, coriace et finit par perdre son élasticité et une grande partie de ses propriétés. On ne parvient qu'avec une extrême difficulté à lui donner quelque souplesse.

Les personnes qui ne mènent point un régime de vie convenable, qui se livrent à des excès de boissons, qui font usage d'alimens salés, conservent cette maladie bien plus long-temps, que celles qui se comportent tout autrement. Quant au sexe, nous n'avons rien observé de bien remarquable. Il est très difficile, d'ailleurs, d'établir des observations comparatives très exactes, parce qu'il y a une foule de circonstances qui influent sur la marche de cette maladie, et qu'il est très rare de pouvoir réunir, en même temps, un nombre égal d'hommes et de femmes qui se trouvent absolument dans les mêmes conditions.

Une chose à laquelle on doit faire une grande attention, et qui fait beaucoup varier la durée du prurigo, c'est l'ensemble des causes de cette maladie. Est-il surprenant que le prurigo produit par la négligence des soins de propreté, guérisse beaucoup plus promptement que celui qui est occasioné par des chagrins domestiques, ou qui survient accidentellement sans cause connue? Doit-on alors s'étonner que le prurigo qui affecte les riches, et dont la cause est très souvent ignorée, ou bien très difficile à détruire, doit-on s'étonner, dis-je, que ce prurigo résiste plus long-temps que celui qui affecte les pauvres, chez lesquels les soins de propreté, aidés de quelques moyens auxiliaires, suffisent, dans beaucoup de cas, pour faire disparaître la maladie, en détruisant la cause? Non, sans doute.

J'ai vu cependant plusieurs fois quelques médecins en témoigner tout leur étonnement, parce qu'ils ne faisaient point assez attention à la différence des causes qui produisent cette affection. A l'hôpital Saint-Louis même, certains médecins ont souvent partagé cet étonnement que quelques réflexions auraient pu faire disparaître.

Le climat exerce une influence très marquée sur la durée du prurigo. On le voit dans certains pays durer continuellement, quel que soit le traitement mis en usage, tandis qu'il disparaît presque aussitôt par le seul changement de lieux (tels sont les habitans de St.-Domingue, dont nous avons déjà parlé); relativement aux saisons, nous avons remarqué que la maladie se terminait généralement moins vite au printemps et en été que dans les autres saisons.

Certaines professions peuvent retarder considérablement la guérison du prurigo : les militaires forcés d'habiter toutes sortes de localités, de faire usage d'une nourriture variable et quelquefois fort mauvaise, accoutumés à mener une conduite plus ou moins irrégulière, obtiennent bien plus difficilement leur guérison que ceux qui, dans leurs foyers, se soumettent à un traitement régulier et abandonnent, au moins pour un certain temps, les causes qui ont donné naissance à cette maladie. Ce que je viens de dire au sujet des militaires, est applicable à plusieurs autres professions dans lesquelles les individus qui les exercent sont presque continuellement exposés à l'humidité : comme les portiers, les blanchisseurs, etc.

Certaines habitudes méritent de la part du médecin une grande considération. Nous voyons souvent, en effet, l'usage des corsets ou des habits trop serrés, produire des éruptions prurigineuses qui ne disparaissent que lorsque l'on a abandonné ces moyens. L'habitude que contractent quelques personnes, de manger des alimens salés, ou de faire excès des liqueurs fortes, apportent la plus grande influence dans la durée de cette maladie.

Terminaison.

Cette affection peut se terminer par la santé, par une autre maladie ou par la mort. Lorsqu'elle se termine heureusement, il y a résolution ou desquammation de l'épiderme, la peau reprend sa souplesse et les démangeaisons s'apaisent. Quelquefois il reste un peu de rougeur et des taches arrondies verdâtres, ou des espèces de vergetures qui finissent par disparaître après un certain temps, par le moyen des bains simples ou de quelques lotions savonneuses.

Le prurigo se termine assez fréquemment par une autre maladie, et ce passage est occasioné, dans un grand nombre de cas, par un traitement intempestif ou mal approprié. L'hôpital Saint-Louis, où ces maladies sont si communes, m'a fourni, sur cette matière, des données assez intéressantes. Des affections nerveuses variées, des lésions thoraciques ou abdominales, voilà ce qui résulte ordinairement d'un mauvais traitement et d'une métastase fâcheuse. Nous avons aussi observé une hydropisie ascite, résultant de la suppression brusque d'une affection prurigineuse.

Chez les vieillards, la peau devient souvent inégale, dure, rugueuse et comme sillonnée; elle présente une espèce de poussière qui recouvre sa surface. Les altérations qu'elle offre sont quelquefois si considérables, qu'elle a presque entièrement perdu toute l'exercice de ses fonctions : le tact est nul ou perverti. Lorsque la maladie doit avoir une terminaison malheureuse, les sujets deviennent pâles, jaunâtres; ils maigrissent considérablement, il y a perte d'appétit, trouble des fonctions, insomnie, dépérissement, fièvre hectique et enfin la mort. (Obs. 14ᵉ.)

Diagnostic.

Pour établir un diagnostic certain, il faut avoir égard à beaucoup de circonstances diverses : comme les causes, le développement, les symptômes, la marche, la durée, le siége, la terminaison, etc. C'est principalement sur le développement de la maladie qu'il faut insister davantage, en cherchant à l'analyser, pour trouver, dans des cas douteux, quelques traces de l'affection naissante.

Dans l'état actuel de nos connaissances, la gale étant la maladie avec laquelle on confond encore le plus souvent le prurigo, nous allons parcourir succinctement les caractères propres à chacune de ces deux maladies, afin de faire mieux sentir leur rapport et leur différence. Cette manière de présenter le diagnostic, est celle qui nous paraît préférable, parce qu'elle est moins sujette à erreur.

Le prurigo consiste dans une éruption cutanée, non contagieuse, caractérisée par le développement d'une certaine quantité de papules, accompagnées d'une démangeaison cuisante ou d'une sensation semblable à celle que produirait une grande quantité de fourmies sur la peau.

La gale s'annonce par des boutons entremêlés de vésicules aqueuses arrondies; d'autres fois ce sont de petites vésicules transparentes à peine sensibles. Cette éruption est accompagnée d'une démangeaison plus ou moins grande; mais il n'existe jamais de picotemens comme dans le prurigo qui offre ordinairement, sur diverses parties du corps, des papules recouvertes d'une croûte noirâtre, ou de petites ulcérations plissées irrégulièrement. La gale est essentiellement contagieuse, et ce caractère est un des meilleurs pour la distinguer. Il est fort rare qu'une personne qui a contracté cette affection ne donne point à ce sujet les renseignemens nécessaires ; car très souvent elle a couché avec des personnes de qui elle tient, ou à qui elle a communiqué la maladie.

Les causes du prurigo sont : l'habitation dans des lieux bas et humides, l'usage d'une mauvaise nourriture, la malpropreté, les chagrins, la tristesse, l'abus des liqueurs alcooliques, etc.

Dans la gale, ces causes sont nulles et incapables de produire ou d'entretenir cette affection, qui se développe à la suite d'un contact médiat ou immédiat.

Le siége du prurigo est ordinairement derrière les épaules, au cou, aux lombes, sur la poitrine, etc., assez souvent aux plis des articulations et rarement entre les doigts.

Celui de la gale est aux aisselles, à la partie interne des membres, presque toujours entre les doigts, et rarement aux plis articulaires.

La première de ces affections a une marche continue rémittente, ou intermittente, et présente souvent des exacerbations à l'époque des règles.

La dernière est toujours continue (1); elle n'est point influencée par la menstruation.

Les auteurs qui disent avoir observé des gales intermittentes,

Les changemens de saison ne produisent jamais la gale ; tandis que nous avons vu le prurigo revenir habituellement chaque année, au retour du printemps ou de l'automne.

La durée des affections prurigineuses est quelquefois assez courte ; mais le plus souvent elle est très-longue et pour ainsi dire illimitée.

La gale, en général, résiste beaucoup moins long-temps au traitement employé. Elle ne se termine presque jamais sans moyens curatifs, ce qui n'a point lieu pour le prurigo, qui présente assez fréquemment cette sorte de terminaison.

Enfin, le prurigo s'observe le plus souvent dans l'enfance, dans la vieillesse ou l'âge viril. La gale, au contraire, se remarque plus particulièrement dans la jeunesse (1).

Nous ne pouvons point partager l'opinion de quelques médecins de nos jours, d'ailleurs très-recommandables, qui pensent que, dans un très grand nombre de cas, il est impossible de distinguer le prurigo d'une éruption psorique. Les dé-

---

auront probablement confondu cette affection avec le prurigo ; nous n'avons jamais vu d'intermittence dans la gale, quoique nous ayons eu occasion d'observer plus de trois mille personnes atteintes de cette maladie.

(1) Voyez les *Recherches et Observations sur la Gale*, *faites à l'hôpital Saint-Louis*, etc., par F. J. Mouronval, docteur en médecine. Paris, 1821.

tails dans lesquels nous venons d'entrer seront toujours suffisans pour porter un diagnostic sûr et éviter toute espèce de méprise.

Le lichen est encore une maladie qui pourrait être prise pour le prurigo. Nous avons, dans la première édition de ce Mémoire, commis plusieurs fois cette erreur, en rapportant au prurigo des observations qui n'étaient autre chose que le lichen simplex. Mais aujourd'hui, ces sortes d'erreurs ne sauraient être commises que par des médecins peu versés dans l'étude des maladies cutanées.

Dans le lichen, les boutons ou papules sont rosés ou rouges, agglomérés, moins larges et moins étendus que dans le prurigo, et ne se recouvrent jamais de ces petites têtes noirâtres qui s'observent si fréquemment dans cette affection, et qui en sont, pour ainsi dire, un caractère essentiel. Dans le lichen, le prurit est aussi moins ardent que dans le prurigo. On pourra presque toujours, à l'aide de ces caractères, distinguer ces deux maladies.

Comme le prurigo se présente rarement au médecin dans son état de simplicité, on doit tenir compte des altérations plus ou moins notables qu'il a subies depuis son invasion, et l'analyser, en quelque sorte, pour chercher à découvrir quelques traces de la maladie naissante. Dans quelques circonstances, rares à la vérité, on est même obligé de suspendre son jugement pour prononcer ensuite avec plus de certitude.

Rapportons néanmoins quelques exemples d'erreur de diagnostic pour mieux apprendre à l'éviter dans des cas analogues.

9e OBSERVATION.

Lichen pris pour un prurigo.

Cette maladie paraît avoir pour cause l'usage des liqueurs fermentées à la suite de violens chagrins ; il y a, aux plis des articulations, un suintement séreux abondant. L'affection disparaît et reparaît presque instantanément. — Les bains sulfureux sont très utiles.

Louvet, Joséphine, âgée de 28 ans, en service, fille, fut réglée à 12 ans, et continua de l'être depuis cette époque, assez régulièrement. Elle eut, dans sa jeunesse, une santé florissante qui ne fut jamais troublée par la gale ni le prurigo. Louvet entra à l'hôpital Saint-Louis au mois d'octobre 1821. Huit jours avant son entrée, elle éprouva des chagrins violens et des contrariétés très fortes qui la firent tomber évanouie dans les rues. On la transporta quelque temps après chez elle, et on lui administra du vin chaud sucré en abondance. Pendant la nuit, cette malade ressentit une vive cuisson, accompagnée d'une ardeur brûlante sur tout le corps. Le lendemain matin le tronc et les membres supérieurs étaient couverts de boutons saillans, d'une couleur rouge; ces boutons occasionaient un sentiment d'ardeur intolérable. Toutes les fonctions, d'ailleurs, s'exécutaient bien.

Le 19 octobre 1821, Louvet se trouve dans l'état suivant : boutons rouges, saillans sur les bras et les épaules ; ils sont en grande quantité et présentent une dureté assez considérable ; plusieurs sont groupés en masse et forment des plaques irrégulièrement arrondies, d'une grandeur variable. On observe çà et là beaucoup de petites excoriations rouges, entremêlées de croûtes rugueuses plus ou moins élevées, et, en général, de peu de largeur. Les plis des bras laissent suinter une sérosité abondante et limpide, formant, par sa dessication, des lamelles blanchâtres et jaunâtres qu'on peut enlever facilement par de légères frictions. Sur l'abdomen et aux lombes, c'est une éruption de petites éminences coniques et d'un rouge vif. (Petit lait, sucs d'herbes, bains simples.) Soulagement momentané. Nous avons été fréquemment témoin d'un phénomène tout à la fois fort curieux et très remarquable. En examinant la malade à diverses époques de la journée, il nous est arrivé plusieurs fois de trouver le corps entièrement nettoyé, et ne présentant autre chose que quelques légères rougeurs. Dans d'autres cas, nous avons vu une éruption abondante se manifester tout à coup sur diverses parties du corps, et se terminer d'elle-même au bout de 5, 10 ou 15 minutes, quelquefois 3 ou 4 heures, et rarement plus tard. Quand l'éruption, à raison de diverses circonstances, persistait plus long-temps, la démangeaison devenait ardente, la malade ne gardait plus aucun ménagement; elle se grattait avidement, et de là résultaient de petites excoriations ou des éminences rougeâtres et quelquefois noirâtres. Ce phénomène ne manquait pas de se manifester chaque fois que Louvet sortait d'un bain simple tiède, qu'elle s'approchait d'un foyer ardent ou qu'elle s'exposait aux rayons d'un soleil brûlant. (Bains sulfureux, tisane amère.) Un abcès se développa à l'aisselle gauche, et se termina par suppuration; l'éruption rougeâtre ne reparut plus à la suite des bains, mais elle se manifesta encore à diverses époques de la journée; elle devint enfin beaucoup moins abondante et moins fréquente par l'usage des bains sulfureux et des amers combinés avec les sels neutres.

Louvet sortit guérie de l'hôpital Saint-Louis, le 15 décembre 1821.

10e OBSERVATION.

Lichen pris pour un prurigo et produit par une affection hépatique.

Sa suppression augmente l'affection du foie et donne naissance à divers phénomènes remarquables. Il y a en outre complication avec une maladie de cœur. La démangeaison est beaucoup plus ardente qu'avant la suppression de cet exanthème.

Neyme, Marie-Thérèse, âgée de 70 ans, fille, réglée à 17 ans, n'éprouva aucune affection jusqu'à son époque critique, qui eut lieu à 52 ans. Elle ressentit alors des douleurs dans la région hépatique avec une sorte de resserrement à l'épigastre. La peau devint jaune sans éruption ; il y avait ordinairement peu d'appétit et une constipation assez marquée, mais passagère. Les excrémens n'étaient point décolorés. Elle se trouva fort bien des boissons délayantes aiguisées avec un sel neutre et de l'usage des pilules savonneuses de temps en temps. Parvenue à l'âge de 60 ans, les douleurs se dissipèrent et la santé se rétablit parfaitement. Vers le mois de septembre 1820, elle éprouva de nouveau des douleurs au foie, qui durèrent pendant trois mois avec constipation et couleur jaune de la peau ; les urines devinrent aussi jaunâtres et les matières fécales blanchâtres. On obtint la guérison par les moyens indiqués ci-dessus. Il y a environ deux mois, à la suite d'une contrariété très forte et de chagrins profonds, il se manifesta sur la face et une grande partie du corps une éruption de boutons rouges qui persistèrent pendant six semaines, avec une forte démangeaison. Ils se supprimèrent, il y a quinze jours, à la suite d'un refroidissement. De là, gêne extrême pour respirer, douleurs obtuses à la région épigastrique et dans le côté gauche de la poitrine; bouche mauvaise, point d'appétit. Depuis la suppression de l'exanthème cutané, la démangeaison est beaucoup plus vive qu'auparavant, la malade ne peut point, parfois, résister au désir de se gratter fortement. Le corps devient rouge, et, dans plusieurs endroits, cette rougeur est circonscrite et accompagnée de quelques boutons qui ne tardent point à s'effacer.

Neyme est sujette, d'ailleurs, depuis plusieurs années, à des battemens de cœur, elle a fréquemment des réveils en sursaut, elle ne peut monter un escalier qu'avec une extrême difficulté, et elle éprouve alors des palpitations. Ses pommettes sont vergetées. Tel est l'état de cette malade à son entrée à l'hôpital Saint-Louis, le 3 novembre 1821.

La diète, l'usage des délayans et les irritans à l'extérieur furent d'abord d'un grand secours; une partie de l'éruption reparut avec un avantage marqué; plus tard les sucs d'herbes, le petit lait aiguisé avec un sel neutre, les minoratifs, administrés de temps en temps, procurèrent la guérison.

Pronostic.

Pour pronostiquer avec justesse et certitude, il est essentiel d'avoir égard à beaucoup de circonstances diverses.

Lorsque la maladie est ancienne, le pronostic, toutes choses égales d'ailleurs, est plus grave que lorsqu'elle est récente. Quand l'éruption existe depuis long-temps, il arrive quelquefois que le corps s'accoutume à se débarrasser, par cette voie, de quelques matières impures; et l'exanthème cutané n'est souvent remplacé que fort incomplétement par l'usage des cautères, des linimens, des bains, etc. Le traitement demande aussi beaucoup plus de précautions.

Le pronostic est plus défavorable dans les tempéramens bilieux que dans les autres tempéramens.

C'est surtout aux causes que l'on doit s'attacher pour porter un pronostic sûr.

Le prurigo qui tient à la misère à laquelle on ne peut pas remédier, à des écarts de régime, à des suppressions de transpiration, à des lésions organiques, etc., ne peut manquer d'être très grave.

Celui qui survient à l'époque du développement des règles, ou qui dépend d'une irritation passagère sur la peau, d'un état de malpropreté que l'on peut corriger, etc., cède assez vite à une méthode de traitement bien dirigée.

En général, le pronostic du prurigo est fâcheux en ce sens qu'il présente de nombreuses récidives, qu'il occasione souvent des douleurs insupportables, avec insomnie, et qu'il n'est pas rare de le voir résister au traitement le mieux suivi.

Le pronostic est surtout défavorable quand il y a coïncidence avec une lésion organique du foie; car la suppression du prurigo peut accélérer les progrès de l'affection intérieure. Cependant, il y a une remarque assez importante à faire, c'est que, dans ce cas, il n'est pas toujours facile de faire disparaître l'éruption prurigineuse. Quelquefois même cette éruption résiste à tous les moyens employés pour procurer la guérison. La nature semble vouloir s'opposer ainsi aux effets destructeurs de quelques médicamens appliqués intempestivement par des mains inhabiles.

Lorsque le prurigo coïncide avec une lésion organique quelconque, la marche de cette dernière affection est souvent accélérée par la guérison du prurigo.

Le pronostic devient encore plus grave quand cette maladie existe chez un vieillard débile, particulièrement quand la peau est altérée. Souvent alors les fonctions se pervertissent, l'appétit se perd, et, malgré les moyens les plus rationnels, la mort arrive plus tôt ou plus tard.

Le pronotic du prurigo compliqué d'une affection psorique est à peu près le même que celui du prurigo simple. (Obs. 13e.)

Quand il y a eu beaucoup de recidives, on a lieu d'en craindre de nouvelles, si toutefois on ne peut obtenir du malade un changement de vie, ou s'il est impossible de remédier aux causes de l'éruption.

Lorsqu'une maladie se déclare pendant l'existence du prurigo, le pronostic de cette dernière affection n'en devient pas généralement plus grave. On a vu plusieurs fois l'éruption diminuer beaucoup d'intensité, et disparaître quelquefois complétement, sans danger, pendant le cours des maladies aiguës.

Dans quelques circonstances, le développement du prurigo peut être d'un très heureux augure ; nous l'avons vu quelquefois faire disparaître entièrement des maladies chroniques internes ; il a été même parfois d'une grande utilité dans certaines affections très dangereuses. Les observations suivantes viennent à l'appui de ce que nous avançons.

11e OBSERVATION.

Gastralgie accompagnée de vomissemens journaliers de matières glaireuses, disparaissant momentanément par le développement subit d'une affection prurigineuse, à la suite de l'usage de quelques boissons fortes.

La disparition du prurigo est bientôt suivie du retour des phénomènes gastriques.

M. S. D. de Bapaume, âgé de 48 ans, d'une forte constitution, était atteint, depuis plusieurs années, d'une espèce de gastralgie qui le faisait beaucoup souffrir, surtout à certaines époques. Des douleurs se manifestaient parfois dans l'hypochondre gauche, et duraient un temps plus ou moins long; mais il y avait habituellement chaque matin des vomissemens spontanés d'une certaine quantité de matières glaireuses. Ces vomissemens se répétaient quelquefois aussi dans le jour, et fatiguaient beaucoup le malade; les digestions étaient quelquefois laborieuses; mais le plus souvent elles n'occasionaient ni gêne ni douleur, et il n'y avait aucune sensibilité à la région épigastrique. Il est aussi à remarquer que M. S. portait en même temps un *prurigo scroti* peu intense qui ne lui faisait éprouver que quelques démangeaisons passagères. Un régime doux, des bains simples, des sangsues appliquées de temps en temps sur le côté gauche n'apportaient que peu d'amélioration dans l'état du malade, obligé, par profession, de faire usage momentanément de toniques et de spiritueux.

Au commencement de septembre 1835, ayant pris plus de vin et d'excitans qu'à l'ordinaire, M. S. éprouva, en rentrant chez lui, un malaise général avec un sentiment de picotemens sur toute la peau, et une éruption assez abondante ne tarda pas à se manifester sur diverses parties du corps. Lorsque nous le vîmes quelques jours après, nous remarquâmes des papules sans changement de couleur à la peau, sur la poitrine, derrière les épaules et sur les membres inférieurs; il y avait aussi quelques éminences rougeâtres et des excoriations plus ou moins étendues, avec des égratignures développées à la suite des frottemens du malade. La démangeaison était vive et cuisante pendant quelques heures de la nuit, moins forte pendant le jour. Du reste, l'appétit était meilleur, les digestions se faisaient très bien, et, depuis l'invasion de cette éruption cutanée, les douleurs de côté et les vomissemens glaireux avaient complétement disparu. Nous conseillâmes au malade de se borner aux soins de propreté, de porter un gilet de flanelle sur la peau, de faire usage d'une bonne nourriture, et de continuer de prendre un peu de vin pur dans les repas, comme il en avait l'habitude.

Le *prurigo scroti*, après l'invasion du prurigo général, a occasioné moins de démangeaison au malade. Du reste, l'éruption autour du scrotum n'a présenté aucun changement.

M. S. n'ayant pu supporter l'usage du gilet de flanelle, éprouva, sans cause connue, dans les derniers jours du mois d'octobre, une répercussion de l'affection prurigineuse générale, et aussitôt reparurent les vomissemens glaireux accompagnés des autres symptômes que nous avons indiqués précédemment.

12e OBSERVATION.

Prurigo développé dans le cours d'une affection cérébrale, à la suite de l'application de plusieurs sinapismes sur les extrémités inférieures.

Il apporte une grande amélioration dans la maladie aiguë. L'éruption prurigineuse a lieu particulièrement sur les extrémités inférieures, à la place des sinapismes ; elle résiste avec beaucoup d'opiniâtreté au traitement employé, et cède enfin aux cautérisations locales avec la pierre infernale, aux bains gélatino-sulfureux et aux pommades sulfureuses avec addition de quelques extraits de plantes narcotiques.

M. le marquis de L***, âgé de 78 ans, d'une bonne constitution et d'un tempérament sanguin, éprouvait de temps en temps, depuis quelques années, des étourdissemens, des vertiges et d'autres symptômes qui nécessitaient quelquefois l'emploi des saignées générales ou locales. Il n'avait jamais eu d'éruption sur la peau, lorsqu'il éprouva les premiers symptômes d'une affection catharrale de la vessie, qui dura plusieurs années, et fut suivie de la formation d'un calcul assez volumineux dans la cavité de cet organe. Opéré, à Paris, successivement par M. Civiale et M. Leroi, M. L*** revint chez lui passer sa convalescence, pendant laquelle il ressentit de temps à autre quelques démangeaisons sur les membres inférieurs. Ces démangeaisons furent suivies du développement de quelques papules à la partie interne des jambes et autour des cuisses. Des lotions simples avec de l'eau vinaigrée suffirent pour apaiser la démangeaison et faire disparaître l'éruption. Peu de temps après, une congestion cérébrale s'étant manisfestée tout à coup, on eut recours à des applications de sangsues réitérées à l'anus, et aux sinapismes promenés sur les extrémités inférieures. Ces sinapismes déterminèrent, à la partie interne des cuisses, des escarres gangréneuses qui ne guérirent qu'avec beaucoup de difficulté, après un temps assez long; ils occasionèrent en même temps une éruption de papules sur les cuisses, les jambes et diverses parties du corps, avec des démangeaisons violentes dans toutes ces parties. Dès lors, les phénomènes cérébraux, qui avaient présenté beaucoup de gravité, disparurent comme par enchantement, et il ne resta au malade que la gêne et les douleurs produites par l'éruption prurigineuse. Une chose très remarquable, c'est qu'après la guérison des plaies déterminées par les sinapismes, on observa dans la place de ces plaies un grand nombre de papules à base large et sans changement de couleur à la peau, occasionant une démangeaison cuisante très vive; des papules se faisaient aussi remarquer çà et là aux parties internes et externes des cuisses, autour des jambes, sur le ventre, la poitrine et derrière les épaules. Ces parties devinrent bientôt le siége d'égratignures nombreuses, de petites ulcérations arrondies et de croûtes à têtes noirâtres. Le malade ne pouvait goûter un seul instant de repos pendant la nuit, ou, s'il sommeillait, il était bientôt réveillé par des démangeaisons insupportables; alors il se déchirait avec les ongles le corps et les membres qu'il mettait en pièces. Pendant les courts instans de sommeil que goûtait M. de L***, les mains se portaient comme machinalement sur les parties que nous avons indiquées, et y produisaient également des désordres plus ou moins grands.

On employa pour combattre cette affection prurigineuse des moyens nombreux auxquels elle résista avec beaucoup d'opiniâtreté. Les bains simples, les bains sulfureux et ceux gélatineux alcalins furent employés alternativement avec peu de succès. Des boissons amères et le soufre combiné avec le calomel furent en même temps administrés à l'intérieur, et ne produisirent que peu ou point de soulagement. Les bains sulfureux semblèrent même parfois accroître les démangeaisons. Les frictions avec diverses pommades ne procurèrent également qu'une amélioration passagère. L'éruption était peu nombreuse sur les membres supérieurs et sur le corps, elle s'était portée particulièrement à la partie interne des cuisses, aux endroits où avait été faite l'application des sinapismes et où l'épiderme était très mince. Nous cautérisâmes plusieurs fois les papules, dans ces endroits, avec le nitrate d'argent fondu; il en résultait chaque fois un suintement assez considérable de liquide séreux, et, par suite, un grand calme; de sorte que le malade pouvait se livrer au sommeil pendant plusieurs nuits de suite. Mais les papules qui avaient disparu ne tardaient pas à se faire voir de nouveau, quelques jours après, avec les mêmes phénomènes. Une nouvelle cautérisation produisait les mêmes effets. Renouvelées cinq à six fois, ces cautérisations amenèrent une amélioration notable dans l'état du malade. Nous employâmes alors une pommade sulfureuse avec des extraits de jusquiame et de belladone, et il y eut un mieux être très remarquable dans l'éruption et les démangeaisons ; quelques bains gélatino-sulfureux achevèrent la guérison.

13e OBSERVATION.

Prurigo compliqué de gale, traité et guéri par les bains alcalins et une pommade composée de muriate de soude et d'axonge.

Chaudron, Victoire, âgée de 33 ans, marchande de beurre, fit à l'hôpital Saint-Louis, le 12 mai 1821, sa cinquième entrée, pour un prurigo *formicans*. Chaque fois qu'elle venait à l'hôpital Saint-Louis, elle y demeurait deux ou trois mois, et elle en sortait paraissant bien guérie; mais huit, quinze jours, ou trois semaines après sa sortie, l'éruption reparaissait, faisait des progrès et forçait la malade à rentrer à l'hôpital, après un temps plus ou moins long. Dans le milieu d'avril 1821, au moment même ou le prurigo sévissait avec force, Chaudron coucha avec une galeuse qui lui donna la gale. Dès lors, sentimens simultanés de cuisson et de prurit, développement de boutons galeux entre les doigts, etc. N'ayant pu enfin résister plus long-temps à l'affection qui la dévorait, elle entra à l'hôpital Saint-Louis dans l'état suivant : Boutons opaques et transparens sur les mains et entre les doigts, développés depuis l'époque seulement qu'elle avait couché avec une personne affectée de gale; prurit très vif derrière les épaules, sur la poitrine, le ventre, mais surtout aux cuisses et aux jambes. Ces parties étaient recouvertes de boutons très durs et d'excoriations irrégulièrement arrondies. Aux endroits où on n'en observait pas, la peau était d'un rouge violet et semblait être vergetée ; il y avait une vive cuisson et des picotemens considérables, remplacés de temps en temps par un prurit ardent, surtout autour des poignets. Lorsque cette femme se mettait au lit, son tourment devenait insupportable ; il cessait ensuite pendant quelque temps, et reprenait ordinairement depuis minuit jusqu'au jour, avec une nouvelle intensité ; il n'y avait ni sommeil, ni repos ; Chaudron se grattait, s'écorchait jusqu'au sang et éprouvait ensuite les douleurs les plus cruelles. La distraction, les occupations journalières, apaisaient beaucoup la maladie ; mais dès que cette femme réfléchissait sur son sort, ou que ses vêtemens étaient un peu trop serrés, la démangeaison et la cuisson recommençaient. A l'époque des règles et pendant leur cours, qui n'en était nullement interrompu, l'éruption et les douleurs augmentaient encore d'intensité. Les bains alcalins la soulagèrent beaucoup ; elle se trouva aussi très bien d'une pommade composée de parties égales de muriate de soude et d'axonge ; on fut obligé de la suspendre quelquefois, pendant deux ou trois jours, à cause de l'irritation qu'elle occasionait sur la peau ; cependant il y avait bientôt après un mieux être notable. La gale fut guérie dans l'espace de sept à huit jours ; mais les phénomènes du prurigo persistèrent encore pendant quelque temps. Chaudron sortit de l'hôpital, le 9 juillet 1821.

Complications.

La gale, le lichen, leczema, l'impetigo et toutes les maladies, en général, peuvent compliquer le prurigo ; mais cette éruption sera toujours reconnue aux caractères que nous lui avons assignés. C'est ce qui nous dispensera de parler de ces diverses complications. Nous ferons seulement observer que le prurigo diminue ordinairement d'intensité pendant le cours des maladies aiguës. Nous l'avons vu quelquefois disparaître entièrement, pour ne plus se montrer. Pendant les maladies chroniques, on l'observe parfois d'une manière périodique.

Autopsie.

Il est extrêmement difficile, dans beaucoup de cas, de pouvoir affirmer si les lésions que l'on rencontre à l'ouverture des corps sont l'effet du prurigo, si elles en sont la cause, ou enfin si elles sont étrangères à cette maladie. Pour pouvoir prononcer avec certitude, il faudrait avoir l'histoire de la vie entière des prurigineux, ce qui n'est pas facile de se procurer. Malgré les progrès réels que fait chaque jour la médecine, surtout dans l'anatomie pathologique, nous ne pouvons nous dissimuler qu'il n'existe point encore, sur le prurigo, une seule ouverture cadavérique bien faite, jointe à l'histoire détaillée de la maladie. Espérons que l'attention des médecins continuera de se fixer sur une affection dont nous avons cherché ailleurs à faire ressortir toute l'importance, et qui, sous beaucoup de rapports, mérite une considération toute particulière.

Je pourrais citer plusieurs observations qui ont été suivies d'une terminaison malheureuse; mais, comme dans ces cas la mort ne saurait être attribuée plutôt au prurigo qu'à toute autre maladie, je m'abstiendrai de les indiquer. Je me contenterai de rapporter la suivante qui me paraît assez remarquable.

14e OBSERVATION.

Prurigo produit par des alimens grossiers et une grande misère. La peau a subi diverses altérations et paraît désorganisée.

Les moyens thérapeutiques sont de peu d'efficacité; le marasme se déclare et la mort arrive.

Closse, Anne, âgée de 73 ans, d'une constitution grêle et sèche, a été réglée à l'âge de 13 ans et a cessé de l'être à 45. L'écoulement menstruel s'est toujours fait avec beaucoup de difficulté, d'une manière très irrégulière et en petite quantité. Elle a joui depuis son enfance d'une très bonne santé. Occupée depuis très long-temps à travailler à la vigne, elle n'a quitté cet état que depuis deux ans. Cette femme, née de parens très sains, faisait habituellement usage d'une mauvaise nourriture. Depuis un an environ, sa misère devint beaucoup plus grande, elle commença dès lors à éprouver les fâcheux symptômes de la maladie pour laquelle elle vint réclamer des secours à l'hôpital Saint-Louis, le 29 septembre 1821.

A son entrée à l'hôpital, elle était couverte de haillons et rongée de vermine ; la face était amincie, d'une couleur jaune-terreuse ; elle offrait des rides nombreuses et saillantes qui lui donnaient un aspect particulier difficile à peindre, et qui dénotaient une vieillesse très avancée. Le corps et les membres étaient extrêmement grêles, le dos, la poitrine, mais principalement les épaules et la nuque, présentaient un grand nombre de boutons arrachés et durs à la base ; plusieurs étaient recouverts d'une croûte grisâtre plus ou moins grande et d'une épaisseur variable ; on remarquait, çà et là, des écailles farineuses et de petites ulcérations rougeâtres. La peau, gercée dans une grande étendue, offrait une épaisseur considérable ; elle présentait, dans beaucoup d'endroits, des taches verdâtres qui la faisaient paraître comme marbrée. Derrière les épaules et à la nuque, elle était comme désorganisée et recouverte d'une poussière blanchâtre. La malade était en proie à un sentiment d'une ardeur brûlante et se grattait continuellement. Les facultés intellectuelles étaient très bornées, et la mémoire se perdait de jour en jour. Il y avait habituellement de la gêne pour respirer, et une toux assez fréquente, avec expectoration de matière blanchâtre et opaque. (Fomentations émollientes sur tout le corps, lotions sulfureuses, petit lait, sulfate de soude, 2 gros par pinte.) Ces moyens, continués pendant trois semaines, produisirent une amélioration notable; la démangeaison était un peu moins forte; les boutons et les petites excoriations qui recouvraient la poitrine et la région lombaire, étaient moins considérables; mais la peau, à la nuque et derrière les épaules, présentait toujours à peu près les mêmes altérations; elle conservait la même dureté, la même épaisseur, et fournissait continuellement une poussière blanchâtre abondante. L'appétit qui, jusqu'alors, avait toujours été bon, diminua insensiblement; les démangeaisons persistèrent, l'insomnie et la fièvre hectique se déclarèrent. La malade termina enfin sa malheureuse existence le 27 décembre 1821, au milieu de violentes douleurs sur tout le corps.

Autopsie.

Habitude extérieure : face tirée, amincie, d'un jaune foncé, membres thoraciques extrêmement grêles; légère infiltration sur le pourtour des malléoles. La peau qui recouvrait la face postérieure du cou et des épaules avait contracté une épaisseur très remarquable; elle était sèche, écailleuse et très dure au toucher. Le tranchant de l'instrument faisait entendre un bruit particulier. On observait, çà et là, des croûtes assez élevées, des taches verdâtres et des ulcérations. En incisant les taches, on remarquait des espèces de corps arrondis, d'une couleur rougeâtre, affectant non seulement la peau, mais encore le tissu cellulaire sous-cutané. Une incision, pratiquée sur les ulcérations, laissait apercevoir une rougeur assez forte qui pénétrait toute l'épaisseur de la peau. Le tissu cellulaire sous-jacent, principalement aux épaules et à la nuque, était très dense, serré et abondant.

Thorax. — Rien de remarquable.

Abdomen.—L'estomac contenait un liquide grisâtre, en assez grande quantité; il présentait un peu de rougeur vers sa grande courbure; les intestins offraient seulement une légère teinte rougeâtre qui disparaissait par des lotions aqueuses. Le foie était plus volumineux que dans l'état ordinaire.

TRAITEMENT.

Nous diviserons le traitement du prurigo en quatre chapitres. Dans le premier, nous nous occuperons des précautions à prendre avant, pendant et après le traitement. Dans le second, nous parlerons du traitement interne. Le troisième renfermera le traitement externe qui comprend les bains simples, sulfureux et alcalins, les bains sulfuro-gélatineux et sulfuro-alcalins, les bains de vapeurs aqueuses, les fumigations sulfureuses, et cinabrées, les douches, les linimens, les pommades et les lotions. Le quatrième et dernier chapitre offrira des considérations sur les modifications du traitement du prurigo, selon l'âge, la constitution individuelle, le siége, certaines circonstances particulières, etc.

CHAPITRE PREMIER.

Des précautions à prendre avant, pendant et après le traitement.

Avant de commencer le traitement du prurigo, il faut examiner attentivement s'il peut être guéri sans danger; il est des cas où il ne saurait l'être : tels sont ceux, par exemple, dans lesquels cette affection se développe d'une manière critique, comme cela arrive à la fin de quelques maladies aiguës, ou pendant certaines affections chroniques du foie, de l'estomac, etc. Le meilleur moyen, dans ces cas, est de ne point faire de traitement ; on doit se borner à des soins de propreté, et à l'usage de quelques bains simples ou alcalins. La suppression inconsidérée du prurigo pourrait aggraver beaucoup les maladies internes, et en occasioner même de très sérieuses, dont la guérison serait difficile à obtenir. Il faut également avoir égard à l'âge, au sexe, au tempérament, aux dispositions particulières dans lesquelles se trouvent les malades, ainsi qu'à leurs habitudes. Si la maladie paraît avoir pour causes l'usage des liqueurs fortes ou un régime trop excitant, il faut, avant tout, prescrire un régime convenable ; car, s'il en était autrement, le traitement ne pourrait être suivi d'aucun succès. Le savant Lorry dit, dans son ouvrage déjà cité, que le vin, le café, les spiritueux accroissent beaucoup les accidens ; il cite, à cette occasion, des hommes qui n'étaient en proie aux tourmens du prurigo que lorsqu'ils s'exposaient à de pareilles causes. Aussi, ajoute-t-il, avertis par l'expérience, ils évitaient soigneusement l'usage des stimulans.

Il est nécessaire d'administrer un vomitif ou un purgatif, lorsqu'il y a embarras gastrique ou intestinal. Les bains d'eau simple sont souvent utiles avant comme pendant le traitement de cette maladie.

Quand les malades sont exténués par la fatigue, les veilles, le jeûne, etc., on rétablira d'abord les forces abattues, par l'usage du vin et d'un régime restaurant.

Dans quelques circonstances, les saignées locales ou générales doivent être employées; elles peuvent même devenir des moyens curatifs dans certains cas de pléthore, de suppression menstruelle, etc. Ordinairement, il faut le dire, les saignées ne produisent qu'un soulagement passager; mais, combinées avec un traitement bien approprié, elles abrègent souvent la durée de la maladie.

Si le traitement que l'on a adopté détermine de la gêne pour respirer, de la céphalalgie, un sentiment de fatigue ou de brisement dans les membres et autres accidens divers, on le cessera aussitôt. Il faudra en même temps observer si ces accidens dépendent de la nature même des médicamens, ou s'ils sont dus à la trop prompte suppression de l'exanthême cutané. Dans le premier cas, on pourra avoir recours à d'autres moyens; dans le second, on se comportera avec plus de ménagement, et on établira un ou plusieurs exutoires, comme vésicatoires, cautères ou sétons ; le choix de ces exutoires sera déterminé par les circonstances. Si, nonobstant ces précautions, les accidens se renouvelaient, il ne faudrait point insister davantage sur des moyens qui ne feraient que compromettre les jours du malade. Le traitement du prurigo devrait être abandonné, du moins pour le moment.

On doit aussi faire attention à l'époque menstruelle; car, pendant cette époque, il faut agir avec beaucoup de prudence, et il est même quelquefois nécessaire de cesser momentanément l'usage des médicamens. Cela, au reste, peut dépendre de la nature de ces médicamens et de plusieurs autres circonstances accessoires.

Pendant la durée du traitement, qui doit se composer de deux sortes de moyens, les uns externes et les autres internes, on surveillera attentivement toutes les fonctions ; on aura soin de les entretenir ou de rappeler celles qui sont supprimées, si cela est possible.

Le régime dont on devra faire usage ne peut être indiqué d'une manière générale ; tantôt il doit être restaurant et composé d'alimens qui contiennent, sous peu de volume, beaucoup de substances nutritives, tantôt il sera, au contraire, débilitant.

Après le traitement, il est parfois nécessaire d'administrer un ou deux purgatifs, suivant les cas particuliers ; les bains d'eau simple, comme moyen de propreté, peuvent toujours être prescrits.

La guérison étant obtenue, on tracera des règles convenables pour tâcher d'éviter les causes qui ont donné naissance au prurigo. Les récidives ne sont si fréquentes dans cette affection que parce que les malades se trouvent souvent dans l'impossibilité de suivre les conseils qu'on leur donne. Est-il alors surprenant que, reprenant leurs anciennes habitudes, où ils ont puisé le germe de leur affection première, ils contractent de nouveau la maladie ?

CHAPITRE II.

Traitement interne.

Quelques médecins pensent que, dans le prurigo, le traitement interne est inutile. « Le traitement externe, dit M. Rayer, m'a paru si généralement salutaire, qu'à part les modifications particulières que peut réclamer l'état de la constitution dans des cas particuliers, je conseille de se borner exclusivement à son emploi. » Mais nous croyons que ces médecins sont tombés dans l'erreur en s'occupant trop peu du traitement interne du prurigo, ou même en le négligeant tout-à-fait, et nous sommes convaincu que, parmi les récidives ou les guérisons lentes que l'on observe souvent dans cette maladie, il en est beaucoup qui dépendent du défaut de traitement intérieur. Nous avons, depuis plus de quinze ans, soit dans les hôpitaux, soit dans notre pratique particulière, retiré de bons résultats des moyens internes; et nous pensons que, loin d'être abandonnés, ils doivent au contraire mériter une grande considération dans le traitement; car ils concourent puissamment à accélérer la guérison, qu'ils procurent même assez fréquemment. On administrera avec avantage les boissons amères, comme la décoction de bardane, de patience, de chicorée sauvage, de fumeterre; les infusions de petite centaurée, de camomille, etc.

Le suc exprimé de ces plantes fraîches, surtout celui de fumeterre, de cresson, de cochléaria, produit quelquefois d'heureux effets; il en est de même des sels neutres que l'on ajoute dans les tisanes, à la dose de deux ou trois gros par pinte. Nous avons vu, à l'hôpital Saint-Louis, plusieurs prurigos guéris promptement par l'usage des amers et du sous-carbonate de potasse donné dans une boisson quelconque. Nous avons aussi prescrit, avec succès, des limonades citriques ou des boissons aiguisées avec un ou deux gros d'acide sulfurique ou nitrique par pinte.

Quant au régime, il doit varier selon les circonstances ; si la maladie existe chez une personne débilitée par la misère ou des maladies antérieures, on conseillera des alimens restaurans ; on aura recours à un régime lacté et végétal s'il y a altération des organes digestifs ou autres. Dans tous les cas, les mets épicés et les salaisons en général sont toujours nuisibles ; c'est une remarque que nous avons eu occasion de faire très fréquemment : nous avons donné des soins à plusieurs malades qui, chaque fois qu'ils faisaient usage de salaisons, ne tardaient pas à éprouver une augmentation dans leurs douleurs.

Le soufre peut être prescrit a l'intérieur avec succès ; la dose varie depuis dix jusqu'à vingt-cinq ou trente grains ; on peut y associer le calomelas dans les proportions suivantes :

♃ Soufre lavé. . . . . gr xxiij.
Calomelas. . . . . gr xij.

Mêlez, pour prendre chaque matin à jeun.

On conseille pour les enfans le mélange suivant :

♃ Soufre. . . . . . } aã ℥ ß.
Magnésie calcinée }
Pour paquets n° viij.

Les extraits de plantes narcotiques peuvent être administrés avec avantage dans quelques cas particuliers ; mais c'est principalement sur la fin de la maladie, ou quand l'affection prurigineuse résiste aux préparations sulfureuses, que les narcotiques conviennent; ils procurent alors un peu de repos aux malades épuisés quelquefois par une longue insomnie et par des douleurs cruelles.

On donne ordinairement ces extraits en pilules ou en potion; voici la manière dont nous les employons le plus communément :

℞ Extrait de jusquiame } ãã gr X
——— belladone }
Pour pilules n° xv.

On prend une de ces pilules chaque soir une heure avant de se coucher, et on augmente graduellement la dose des médicamens, en faisant attention à leurs effets.

En potion, nous combinons souvent ces extraits avec l'eau de laitue et un sirop gommeux ou mucilagineux de la manière suivante :

℞ Eau de laitue . . ℥ iij.
Sirop de gomme. ℥ i.
Ext. de jusquiame } ana gr i.
——— belladone }
F : S : L.

A prendre en trois fois le soir, à une heure d'intervalle.

L'extrait d'aconit nous a aussi quelquefois réussi à la même dose que les extraits indiqués ci-dessus.

Il faut avoir soin de suspendre momentanément

l'usage des substances narcotiques, et même de les varier assez souvent, pour ne pas émousser la sensibilité des organes. Ces diverses préparations, administrées avec prudence et discernement, rendent, dans une foule de cas, de grands services aux malheureux atteints du prurigo ; elles procurent, dans bien des circonstances, un soulagement qu'on ne saurait obtenir avec les remèdes externes.

Bateman dit que le chlore, à la dose d'un gros, augmenté jusqu'à trois dans un véhicule approprié, a fait céder l'éruption et la démangeaison. Nous n'avons employé que deux fois ce moyen, mais sans un grand avantage.

Les eaux sulfureuses ont aussi été quelquefois prescrites à l'intérieur; on s'en est servi plus particulièrement dans le prurigo *pedicularis*.

Si le prurigo est dû à un état de misère extrême, et si les forces sont affaiblies, on conseillera les bouillons de bœuf et les toniques en général; c'est surtout dans la vieillesse qu'il convient d'insister sur un régime nourrissant et l'usage du bon vin; celui de quinquina, d'absinthe ou de gentiane, à la dose de trois ou quatre onces par jour, peut être très utile.

Les minoratifs, administrés de temps en temps, sont d'un grand secours dans le traitement des affections prurigineuses. On doit surtout avoir grand soin d'entretenir la liberté du ventre, soit par l'eau de veau avec le tamarin ou la casse, soit par l'huile de ricin, les sels neutres ou un pruneau de temps à autre.

Les pilules de Béloste, tous les deux ou trois jours, conviennent aussi dans la plupart des cas ; on en donne une, deux ou trois à la fois, selon l'âge, la constitution et les dispositions individuelles.

Les préparations ferrugineuses sont indiquées dans le cas de chlorose ou de débilité générale sans irritation gastrique.

Nous avons retiré, dans quelques circonstances, d'heureux effets des eaux de Sedlitz prises tous les jours au matin. On a encore conseillé les eaux de Passy ; mais ces dernières sont de peu d'efficacité.

CHAPITRE III.

Traitement externe.

Art. Ier. (*Bains simples.*)

Les bains, en général, dont l'efficacité ne saurait être contestée dans la plupart des maladies de la peau, méritent d'être placés au premier rang dans le traitement de l'affection qui nous occupe.

Les bains d'eau simple, soit comme moyen curatif, soit comme moyen auxiliaire, conviennent dans une foule de cas. Par leur seul usage on parvient à guérir assez promptement le prurigo qui a pour cause la malpropreté, la misère, celui qui se développe comme crise à la fin de certaines maladies, etc.

S'ils ne suffisent pas toujours pour procurer la guérison de l'affection prurigineuse, ils nettoient la peau, facilitent la transpiration et l'emploi des médicamens. Certes, le prurigo serait beaucoup moins fréquent si les personnes qui doivent en être atteintes pouvaient prendre, de temps en temps, quelques bains d'eau simple.

Les bains doivent être administrés tièdes. Une température trop froide ou trop chaude pourrait occasioner des accidens. Nous avons pu nous convaincre de cette vérité à l'hôpital Saint-Louis, où les baigneurs, et quelquefois les malades, ne font pas toujours assez attention au degré de température que doit avoir le bain.

Art. II. (*Bains composés et douches.*)

Les bains sulfureux ont été conseillés, depuis long-temps, dans les affections cutanées en général. J. P. Frank, et plus récemment M. Jadelot, en ont obtenu d'heureux résultats dans le traitement de la gale. Nous en avons nous-même fait usage, avec quelque succès, dans la même maladie ; c'est ce qui nous a engagé à les employer dans le prurigo, affection qui présente, avec la gale, plusieurs traits de ressemblance. Les bains sulfureux augmentent souvent l'appétit des malades et la transpiration ; ils produisent quelquefois des éruptions rougeâtres qui disparaissent dans quelques jours. Nous avons aussi remarqué qu'ils donnent naissance à des furoncles, et chez certains individus, à une forte constipation. Lorsqu'on administre ces bains, il faut avoir soin de couvrir la baignoire pour ne pas respirer le gaz qui se dégage ; c'est sans doute à la négligence de ces précautions et à l'inspiration d'une certaine quantité de gaz hydrogène sulfuré que l'on doit attribuer les coliques que nous avons assez souvent observées. Quoi qu'il en soit, ce mode de traitement nous a fréquemment réussi, et nous ne balançons pas à le considérer comme un des meilleurs que l'on puisse conseiller dans le prurigo.

Les bains alcalins jouissent aussi, dans certaines occasions, d'une efficacité incontestable, et ils n'ont point l'inconvénient de laisser, à la suite de leur administration, une odeur sulfureuse qu'on remarque toujours après les bains sulfureux.

Les bains sulfureux et les bains alcalins peuvent être employés alternativement dans le traitement de cette maladie, selon les circonstances qui se présentent. On doit, à cet égard, consulter les effets qu'ils produisent.

Les bains sulfuro-gélatineux et gélatino-alcalins conviennent particulièrement dans le prurigo, surtout quand les bains sulfureux occasionent des éruptions cutanées ou des picotemens sur diverses parties du corps, comme cela se remarque quelquefois chez des personnes nerveuses ou d'une grande sensibilité ; les effets que nous avons retirés de leur administration ont presque constamment répondu à notre attente; voici la manière dont nous les faisons composer :

Bain sulfuro-gélatineux.

℞ Gélatine concassée. . . ℥ iv.
Sulfure de potasse. . . ℥ ij.

pour un litre d'eau qu'on ajoute dans un bain simple, au moment de le prendre.

Bain gélatino-alcalin.

℞ Gélatine. . . . . ℥ viij.
S. Carbonate de soude. } ana ℥ i.
Muriate de soude. . }

pour un litre d'eau employé de la manière indiquée ci-dessus.

On peut aussi prescrire les bains de mer quand les autres n'ont pas réussi; nous avons vu quelques malades retirer des effets très avantageux des bains de Boulogne.

Les bains alcalins et savonneux, tels que ceux de Plombières, méritent également d'être cités pour leur efficacité dans le traitement du prurigo.

Chez les individus d'un tempérament lymphatique, les bains iodurés combinés avec les bains sulfureux, font généralement disparaître assez vite l'eruption prurigineuse ; nous recommandons encore ces bains combinés, dans les cas de prurigo chez les scrophuleux ; nous en avons retiré d'heureux effets dans notre pratique particulière.

On administre, tous les jours, les diverses sortes de bains dont nous venons de parler, quand même il y aurait, dans le principe, accroissement dans l'intensité des symptômes, car cet accroissement ne tarde pas ordinairement à disparaître. Lorsqu'il en est autrement, on donne les bains simples alternativement avec les bains composés, en choisissant ceux que l'on croit le mieux appropriés à l'état du malade.

Les douches sulfureuses et les douches alcalines sont utiles dans plusieurs variétés de prurigo partiel; c'est un moyen qu'il ne faut point négliger.

M. Rayer a surtout retiré de grands avantages des douches sulfuro-gélatineuses qui paraissent devoir l'emporter encore sur les précédentes.

Voici une observation dans laquelle les bains sulfureux combinés avec les sucs d'herbes et un sel neutre sont très utiles.

15e OBSERVATION.

Affection prurigineuse développée sans cause connue, disparaissant et reparaissant momentanément. — L'usage des bains sulfureux, des sucs d'herbes et du petit lait, avec un sel neutre, présente un avantage très marqué.

Doublement, Adelaïde, fille, âgée de 44 ans, demeurait dans un endroit peu humide, lorsque tout à coup, sans cause connue, elle éprouva des picotemens ardens à la partie interne des cuisses, sur la poitrine et derrière les épaules. Une éruption ne tarda pas à se manifester sur ces parties, elle s'accrut de jour en jour, et força Doublement à entrer à l'hôpital Saint-Louis, le 24 octobre 1820, six mois après l'invasion de sa maladie. On remarquait alors sur diverses parties du corps, des élévations coniques à tête noire, et des croûtes rougeâtres, irrégulièrement arrondies; il y avait aussi des écailles farineuses. Derrière les épaules et surtout à la nuque, on observait une rougeur assez considérable, qui existait dans l'intervalle des boutons et des petites excoriations. La poitrine, la région lombaire, les cuisses, les jarrets et les jambes, offraient une grande quantité de ces boutons qui occasionaient des picotemens très intenses, principalement pendant la nuit. (Petit lait, sulfate de soude, 2 gros. (*bis*). Bains sulfureux tous les deux jours). L'usage des bains apaisa beaucoup les picotemens, et fit disparaître en peu de temps les boutons qui recouvraient la poitrine et la partie interne des cuisses. On administra ensuite, chaque matin, les sucs d'herbes; l'éruption disparut et reparut plusieurs fois pendant quelque temps; elle finit enfin par ne plus revenir.

Art. III. (*Bains de vapeurs aqueuses.*)

Les bains de vapeurs aqueuses sont d'un grand secours dans le traitement de la maladie qui nous occupe. C'est surtout quand l'affection est ancienne, lorsque la peau a contracté une épaisseur assez considérable et qu'elle a perdu une partie de ses propriétés, que ces bains peuvent être avantageusement mis en usage. On peut encore les employer à la fin d'un traitement quelconque, pour rendre à la peau sa souplesse, qu'elle ne recouvre quelquefois que fort difficilement. Il est, néanmoins, des circonstances dans lesquelles ces bains pourraient devenir très nuisibles; comme, par exemple, lorsque les sujets sont jeunes, pléthoriques et vigoureux, ou lorsqu'ils ont atteint un âge avancé. Il est, d'ailleurs, certaines constitutions qui se prêtent difficilement à l'usage de semblables moyens. On observe parfois des syncopes, des apoplexies, des fièvres inflammatoires, des tiraillemens à l'épigastre, etc. J'ai éprouvé moi-même ces derniers phénomènes en m'exposant dans un bain de vapeurs très chaud pour en déterminer les effets, ainsi que le degré de température des diverses régions de l'appareil des bains de vapeurs de l'hôpital Saint-Louis.

Lorsque l'affection prurigineuse a été répercutée et qu'il existe de fortes démangeaisons sur le corps, les bains de vapeurs ont souvent amené une amélioration très notable. Dans quelques circonstances particulières, ils ont rappelé l'éruption à la peau et diminué beaucoup l'intensité des maladies internes, qui s'étaient développées à la suite de la suppression du prurigo; quelquefois même, la guérison a été complète.

Art. IV. (*Fumigations sulfureuses et cinabrées.*)

On a employé assez fréquemment les fumigations sulfureuses dans le traitement du prurigo, et on en a retiré parfois de bons résultats. Dans quelques circonstances, néanmoins, on a été obligé de les suspendre, à cause de l'irritation qu'elles excitaient sur la peau. Les effets que produisent les fumigations sulfureuses sont relatifs à leur température, à la constitution individuelle et à beaucoup d'autres circonstances. Les malades éprouvent quelquefois de la céphalalgie, des étourdissemens, des syncopes, des défaillances, de la gêne pour respirer, etc.

Les fumigations cinabrées sont rarement utiles dans le prurigo *simplex*; mais elles sont plus efficaces dans le prurigo *pedicularis*.

Nous avons fait à l'hôpital Saint-Louis, en 1821, une suite d'expériences pour déterminer les effets des fumigations de diverse nature. Nous avons pu constater sur nous-même, dans les fumigations sulfureuses, la plupart des phénomènes que nous venons d'indiquer.

Il y a des constitutions chez lesquelles les fumigations sulfureuses ne doivent être prescrites qu'avec réserve. Les femmes, en général, paraissent les supporter plus difficilement que les hommes.

Les fumigations sulfureuses peuvent être administrées seules, ou bien on peut les combiner avec les bains d'eau simple ou de vapeurs, avec les bains sulfureux, alcalins, etc. En voici une observation.

16e OBSERVATION.

Prurigo accompagné de démangeaisons ardentes qui causent l'insomnie, et qui forcent le malade à quitter son lit. — Les bains simples, suivis de l'administration des fumigations sulfureuses et d'une boisson amère, produisent la guérison.

Dufresne, Louis-Denis, garçon, âgé de 35 ans, contracta deux fois la gale, dans l'espace de douze ans. Au mois d'août 1820, il se manifesta, derrière les épaules et sur les lombes, des boutons avec des démangeaisons qui causèrent l'insomnie ; ces démangeaisons étaient accompagnées, tantôt d'un sentiment d'ardeur, et d'autres fois de picotemens. Quelquefois même elles étaient si ardentes que le malade était obligé de quitter son lit. L'éruption augmenta de jour en jour ; et, lorsque Dufresne entra à l'hôpital Saint-Louis, le 22 septembre 1820, les membres supérieurs étaient couverts de boutons et de croûtes grisâtres, saillantes, irrégulières, arrondies; l'épiderme en était détaché sur le pourtour, et la peau présentait une couleur légèrement violette. Il y avait beaucoup de petites ulcérations, les unes très rouges, les autres rouges au centre et pâles à la circonférence; on observait, autour de ces petites ulcérations, des espèces de rides qui les faisaient paraître comme froncées. Derrière les épaules et la région lombaire, il y avait un assez bon nombre de boutons rouges, arrondis, très volumineux; il y en avait d'autres qui étaient durs et farineux. On prescrivit pour traitement les bains simples et ensuite les fumigations sulfureuses. La boisson fut une décoction de bardane et de patience. Dufresne sortit guéri de l'hôpital Saint-Louis, le 3 janvier 1821.

ART. V. (*Des linimens.*)

L'extrême malpropreté à laquelle donne lieu ce mode de traitement est déjà un motif qui doit empêcher d'en faire un fréquent usage. Il est peu de linimens, d'ailleurs, qui jouissent de beaucoup d'efficacité dans cette maladie. Cependant celui de M. Sumeyre, dont voici la composition, nous a paru assez convenable.

♃ Racine de dentelaire. . . . . . deux ou trois poignées.
Huile d'olive. . . . . 1 livre.

Pilez la racine dans un mortier de marbre, versez ensuite dessus l'huile bouillante, et agitez ensemble pendant trois ou quatre minutes; mettez le tout sur un linge, et, quand l'huile sera passée, exprimez fortement la racine, dont on ne laissera qu'une partie dans le linge, qu'on liera en forme de nouet, pour frictionner les malades. On devra tremper ce nouet dans l'huile bien chaude, toutes les fois qu'on s'en servira.

Ce liniment a procuré, dans quelques occasions, une guérison assez prompte. Une chose remarquable, c'est que les médicamens irritans, qui ont produit dans le traitement de la gale des effets nuisibles, ont été, pour le prurigo, d'une assez grande utilité.

Quoique cette remarque ne soit point applicable à tous les cas, nous avons eu cependant occasion de la faire un assez bon nombre de fois.

Dans le prurigo *pedicularis*, quand la peau n'est point excoriée, Bateman recommande des onctions avec l'huile de térébenthine délayée dans l'huile d'amandes pour détruire les insectes.

ART. VI. (*Des pommades.*)

L'analogie que présente le prurigo avec la gale nous a donné l'idée d'essayer plusieurs sortes de pommade. De toutes les préparations que nous avons employées, celles de soufre nous semblent devoir mériter la préférence. On peut en varier les formes à l'infini, et y associer diverses substances, comme le savon blanc, la potasse, etc.

La pommade suivante nous a assez souvent réussi dans le traitement du prurigo.

Soufre lavé }
Savon blanc } ã parties égales.

Mettez le savon râpé et l'eau dans un vase, remuez avec une spatule de temps en temps, passez à travers un tamis, et ajoutez le soufre. On fait deux frictions par jour ; une le matin et une le soir, en ayant soin de ne mettre qu'une petite quantité de pommade aux articulations, et d'en suspendre l'usage lorsqu'il se manifeste des rougeurs.

Cette pommade ne présente point les inconvéniens de beaucoup d'autres préparations qui occasionent une grande malpropreté, et qui salissent beaucoup le linge. Elle paraît encore procurer la guérison dans un temps plus court.

Nous avons aussi essayé plusieurs pommades dans la composition desquelles entraient des plantes irritantes; mais elles ont amené généralement de mauvais résultats. Il n'en a point été de même des pommades composées avec des extraits de plantes narcotiques, ou avec le laudanum de Sydenham : voici la composition de quelques-unes de ces pommades qui nous ont le mieux réussi (1).

N° 1.

Axonge. . . . . ℥ ij.
Soufre lavé. . ʒ ij.
Ext. d'aconit. . gr XXX
M.

N° 2.

Axonge ℥ iij.
Ext. de jusquiame } ʒ ß.
——— belladone }
M.

N° 3.

Axonge. . . . . . . ℥ ij.
Soufre lavé. . . . . ʒ ij.
Laudanum. . . . . . ʒ i.
M.

La poudre de racine d'ellébore blanc a été aussi employée à la dose d'une demi-once pour trois onces d'axonge; cette pommade a des effets très

(1) Toutes les préparations médicamenteuses dont nous avons fait usage à l'hôpital Saint-Louis ont été confectionnées par notre estimable ami, M. Esprit, alors interne à cet hôpital, et aujourd'hui pharmacien à Paris; nous nous plaisons à lui donner ici un témoignage public de notre gratitude pour les conseils qu'il a bien voulu nous donner dans plusieurs circonstances.

variables ; et elle est loin de répondre à la réputation qu'on a cherché à lui donner.

ART. VII. (*Des lotions.*)

De toutes les lotions qui ont été employées à l'hôpital Saint-Louis, la suivante doit l'emporter sur toutes les autres et même sur les pommades :

Soufre précipité du sulfure de potasse ℔ i.
Eau. ℔ iv.

Il faut agiter avec soin la liqueur, chaque fois qu'on s'en sert.

Voici quelques observations dans lesquelles cette lotion a eu le plus grand succès

17e OBSERVATION.

Prurigo développé peu de temps après la naissance, augmentant d'intensité à chaque renouvellement de saison, et plus tard aux époques menstruelles. — Guérisons par les lotions sulfureuses.

Fouquet, Désirée, fille, âgée de 16 ans, blanchisseuse, entra à l'hôpital Saint-Louis, le 6 oct. 1821, pour y être traitée d'une affection prurigineuse qu'elle portait depuis l'âge de deux ans. Cette jeune fille fut réglée à dix ans et demie ; le prurigo diminua alors d'intensité, sans disparaître entièrement. Pendant la menstruation, l'éruption prenait de l'accroissement, et les démangeaisons devenaient plus ardentes. On la voyait également se multiplier à chaque renouvellement de saison ; elle était toujours beaucoup plus abondante, en été qu'en hiver. Fouquet fit plusieurs fois usage, avec succès, du sirop anti-scorbutique ; il y avait, pendant son administration, un mieux-être très notable ; cependant la guérison ne fut jamais complète. Lorsque nous vîmes la malade, le 7 octobre, le corps était couvert d'une éruption très intense. La peau offrait une foule de boutons à tête noirâtre; elle était coriace, dure, gercée et farineuse. (Lotions sulfureuses, bains simples.) Au bout de quelques jours, la peau se nettoya parfaitement, et devint souple. Fouquet sortit de l'hôpital Saint-Louis, le 4 novembre 1821 ; la peau avait repris une souplesse que l'on ne croyait pas pouvoir obtenir aussi promptement. Il n'y avait plus aucune démangeaison.

18e OBSERVATION.

Prurigo développé à la fin d'une angine tonsillaire, et guéri promptement par les lotions sulfureuses.

Marie-Anne Dauthuille, âgée de 11 ans, d'un tempérament sanguin et fortement constituée, se plaignit, le 18 mars 1833, de céphalalgie, de malaise général, avec gêne pour avaler ; la nuit fut mauvaise ; point de sommeil, agitation.

Le 19, appelé pour voir la petite malade, je trouvai le voile du palais et les parties environnantes d'un rouge vif, et les amygdales tuméfiées; le pouls était fréquent et plein, et il y avait de la gêne pour respirer. (12 sangsues sur les parties latérales du cou, orge gommée et émulsionnée, pédil. sinapisés, diète.)

Le 20, peu ou point de changement. (Même prescription.)

Les 21, 22 et 23, la gêne pour avaler était toujours très grande; langue recouverte d'un enduit blanchâtre très épais, engorgement considérable des amygdales, toux assez fréquente avec expectoration de matières glaireuses et filantes, exacerbation chaque soir. (Bain tiède, gargarisme acidulé, eau de veau, péd. sinap., petit lait.)

Le 24 au matin, Dauthuille ressentit des démangeaisons accompagnées de picotemens sur les cuisses et derrière les épaules; une éruption de petites papules se manifesta dans ces endroits, et une grande partie de ces papules fut bientôt arrachée par les ongles de la malade qui se grattait continuellement le corps et les membres; la gêne pour avaler devint alors moins grande, et les amygdales perdirent beaucoup de leur volume. Les jours suivans, les phénomènes du côté de la gorge diminuèrent insensiblement, et finirent par disparaître; mais l'éruption prurigineuse continua toujours de se faire sentir. Il y avait sur une grande partie du corps et des membres de petites ulcérations arrondies, entremêlées de boutons ou de croûtes noirâtres produites par la dessication du liquide. On abandonna l'affection prurigineuse à elle-même pendant trois semaines; elle fit, pendant ce temps, des progrès, mais les douleurs gutturales disparurent bientôt pour ne plus reparaître.

Nous employâmes ensuite quelques minoratifs, et nous fîmes frotter le corps et les membres avec la lotion sulfureuse indiquée ci-dessus. Dès ce moment, la démangeaison diminua considérablement, les papules s'effacèrent avec les petites ulcérations dont nous avons parlé; dix jours de traitement suffirent pour faire disparaître complétement l'affection prurigineuse.

19e OBSERVATION.

Prurigo disparaissant pendant une gastro-céphalite, et reparaissant six semaines plus tard. — Guérison par les lotions sulfureuses.

La nommée Adèle Peuguet, âgée de 23 ans, portait, depuis quatre mois, une éruption prurigineuse sur le corps et les membres inférieurs; elle avait employé inutilement plusieurs moyens pour combattre cette affection, lorsque, le 14 mai 1834, elle fut obligée de se livrer à un violent exercice. Rentrée chez elle couverte de sueur, elle but de l'eau froide en grande quantité, et se laissa refroidir. Dans la soirée, elle éprouva dans tous les membres un sentiment de fatigue et de brisement, une céphalalgie assez violente et des douleurs à la région épigastrique avec quelques nausées; la nuit fut agitée.

Le 15, les symptômes augmentèrent d'intensité, et la malade fut obligée de garder le lit.

Appelé le 16, nous la trouvâmes dans l'état suivant : face rouge et animée, douleurs violentes dans toutes les parties de la tête; le cuir chevelu est sensible au toucher; langue blanche, un peu sèche; nausées, peu de démangeaison sur le corps, même état de l'éruption prurigineuse. (Bain tiède, infusion de coquelicot, trente sangsues à l'anus, eau de veau, application sur la tête de compresses trempées dans de l'eau légèrement vinaigrée.)

Le 17, la nuit a été mauvaise, il y a eu du délire. Au matin, la malade se plaint de douleurs insupportables dans la tête, et demande à être dans l'obscurité; vomissemens de matières bilieuses, épigastre très sensible au toucher, langue sèche, pouls fréquent, peu développé; peau chaude. (Bain, large saignée de bras, douze sangsues à l'épigastre, péd. sinap., petit lait nit., continuation de l'application des compresses sur la tête.)

Les jours suivans, on en revint plusieurs fois aux saignées générales et locales, aux vésicatoires et aux sinapismes, pour combattre l'affection gastro-cérébrale, qui se termina heureusement au bout de dix-sept jours. Il est à remarquer que, pendant la durée de la maladie aiguë, les démangeaisons furent presque nulles, et qu'elles finirent même par disparaître complétement. Une poussière farineuse recouvrit tout le corps, les papules s'effacèrent, et la maladie prurigineuse disparut totalement. Adèle était bien rétablie, quand, le 20 juillet au soir, après avoir fait un peu plus d'exercice qu'à l'ordinaire, elle éprouva des démangeaisons dans le dos, qui augmentèrent pendant la nuit. Le lendemain, ces démangeaisons s'étendirent aux membres, qui ne tardèrent point à devenir le siége d'une nouvelle éruption prurigineuse. Nous employâmes alors les lotions sulfureuses, qui firent disparaître la maladie en quinze jours.

Les lotions mercurielles sont conseillées quelquefois avec avantage dans le prurigo pédiculaire; elles réussissent rarement dans le prurigo simple.

Celles avec l'eau vinaigrée ou l'acétate d'ammoniaque produisent un soulagement momentané, lorsque la maladie est bénigne.

Les lotions sulfuro-gélatineuses sont généralement employées avec succès; elles peuvent remplacer utilement les lotions sulfureuses (indiquées au commencement de cet article) chez des personnes très irritables.

CHAPITRE IV.

Modification du traitement du prurigo, selon le siége, l'âge, les constitutions individuelles, certaines circonstances particulières, etc.

Quelle que soit l'efficacité dont jouisse un médicament dans le traitement d'une maladie, il est impossible de pouvoir l'employer utilement dans tous les cas de cette maladie. Le soufre, qui a été regardé comme un spécifique dans la gale, ne fait pas même exception à la règle générale.

Le prurigo, plus qu'aucune autre affection, exige des modifications infinies dans le traitement, suivant une foule de circonstances différentes : comme l'âge, le sexe, la constitution individuelle, les causes, etc.

Dans le bas âge, on ne peut point prescrire de fumigations sulfureuses; elles produisent des effets nuisibles sur la peau, qui conserve beaucoup de sensibilité. On évitera également les pommades trop irritantes, dont nous avons souvent déploré les funestes effets. On a reçu plusieurs fois, à l'hôpital Saint-Louis, des enfans qui avaient été traités de cette manière; ils portaient, sur tout le corps, une éruption inflammatoire des plus intenses, avec des plaques rouges qui causaient les douleurs les plus cruelles. L'existence de ces êtres délicats a été souvent compromise par de semblables traitemens.

Si l'on veut se servir de pommades chez les enfans, on usera préférablement de préparations sulfureuses. Les bains émolliens, ou d'eau de son, dans lesquels on plonge les jeunes enfans pendant une heure et plus, ont souvent procuré des résultats très heureux. Dans quelques cas, les bains alcalins ont produit des effets merveilleux; ils sont surtout applicables quand on a administré précédemment les bains simples. Les bains de vapeurs ne conviennent point dans le bas âge.

Les médicamens irritans, en général, conviennent moins aux femmes qu'aux hommes, et on devra toujours s'en servir avec prudence. Pendant l'écoulement menstruel, il est quelquefois nécessaire de suspendre le traitement, qui pourrait entraver ou même arrêter le cours de cette fonction naturelle. Les lotions sulfureuses, les bains simples, sulfureux ou alcalins, et quelquefois les bains de vapeurs aqueuses, sont des moyens externes que l'on peut employer avec succès chez les femmes.

Dans les cas de pléthore, on pratiquera, fort à propos, des saignées générales ou locales, suivant les cas particuliers. Les sels neutres et les délayans conviennent plus particulièrement aux tempéramens bilieux.

Il y a des constitutions qui, soit à cause de leur faiblesse, soit à cause d'une grande sensibilité, ne peuvent point supporter l'usage de certains médicamens; il ne faudra point alors insister sur l'emploi de ces moyens qui pourraient donner lieu à des syncopes, à la fièvre, à des accès nerveux, et qui pourraient finir même par être suivis de très mauvais résultats.

Dans le traitement du prurigo, on doit principalement s'attacher à combattre les causes qui lui ont donné naissance; ainsi, par exemple, on cherchera à rétablir le cours des menstrues, lorsque la maladie sera produite par la suppression de cet écoulement périodique. On conseillera un régime végétal et des boissons adoucissantes, si elle est occasionée par l'usage des alimens salés, ou l'abus des liqueurs alcooliques.

Dans certains cas, le prurigo est l'effet d'une lésion organique intérieur : on portera alors tous les soins du côté de l'organe affecté; un traitement interne, approprié à la nature du mal, peut produire de grands avantages, tandis qu'un traitement externe inconsidéré amène souvent des accidens très graves.

Lorsque la maladie tient à quelques chagrins, le traitement employé est très long et de peu d'efficacité, parce que, dans un grand nombre de cas, il est fort difficile et quelquefois même impossible de détruire les causes qui ont produit l'affection prurigineuse. Cependant on conseillera la promenade, l'exercice et tous les moyens possibles de distraction; on devra aussi prescrire quelques bains simples, sulfureux ou alcalins, dont on a retiré d'assez bons effets dans plusieurs circonstances particulières. Le mercure doux, associé au soufre et les amers à l'intérieur, ont aussi produit, parfois, des résultats avantageux.

A part les modifications que nous avons indiquées dans la description des moyens thérapeutiques, le traitement est toujours à peu près le même pour les deux variétés de prurigo général. Dans les diverses variétés de prurigo partiel, soit qu'il attaque les parties génitales de l'un ou l'autre sexe, soit qu'il affecte le siége, le traitement présente aussi très peu de différence. Dans presque tous les cas on doit appliquer des sangsues au voisinage des parties malades et y revenir à plusieurs reprises; chez les femmes les saignées de pieds ont été quelquefois utiles. On ne négligera point les lotions froides et narcotiques; elles sont préférables à celles alcalines, et on aura recours aux lotions sulfuro-gélatineuses si les premières ne produisaient point un soulagement sensible.

Les bains généraux, les douches, les bains de

siége et les préparations intérieures que nous avons indiquées précédemment doivent être mis en usage quand la maladie est rebelle. Enfin, tous ces moyens peuvent être variés selon les dispositions individuelles et une foule de circonstances particulières qu'il appartient au médecin d'apprécier, selon les résultats qu'il aura obtenus.

FIN.

TABLEAU *général des Malades entrés pour le Prurigo à*

HOMMES.

PROFESSIONS.	Janvier.	Février.	Mars.	Avril.	Mai.	Juin.	Juillet.	Aout.	Septembre.	Octobre.	Novembre.	Décembre.	Par an.
Sapeurs-Pompiers. . .	1	»	»	»	2	»	»	2	»	1	»	»	6
Militaires retirés. . . .	»	»	»	»	3	»	»	2	»	»	1	»	6
Journaliers.	1	2	»	»	»	»	»	1	»	»	1	»	5
Sans état.	»	»	»	»	»	»	1	1	»	»	1	»	3
Charretiers.	1	»	»	»	»	1	»	»	»	»	»	»	2
Ouvriers.	1	»	»	»	»	»	»	»	»	»	»	»	1
Domestiques.	1	»	»	»	»	»	»	»	1	»	»	»	2
Musiciens.	»	1	»	»	»	»	»	»	»	»	»	»	1
Marchands ambulans.	»	1	»	»	»	1	»	»	»	»	»	»	2
Maçons.	»	1	»	»	»	1	»	»	»	»	»	»	2
Menuisiers.	»	1	»	»	»	»	»	»	»	»	»	»	1
Férailleurs.	»	»	1	»	»	»	»	»	»	»	»	»	1
Perruquiers.	»	»	1	»	»	»	»	»	»	1	»	»	2
Imprimeurs.	»	»	1	»	1	»	»	»	»	1	»	»	3
Tailleurs.	»	»	1	»	»	»	»	»	»	1	»	»	2
Jardiniers.	»	»	1	»	»	»	»	»	»	»	1	»	2
Ecrivains.	»	»	1	»	1	»	»	»	1	»	»	»	3
Tourneurs.	»	»	»	1	»	»	»	»	»	»	»	»	1
Artistes.	»	»	»	1	»	»	»	»	»	»	»	»	1
Employés retirés. . .	»	»	»	»	»	1	1	»	»	»	»	»	2
Bijoutiers.	»	»	»	»	»	1	»	»	»	»	»	»	1
Maréchaux.	»	»	»	»	»	»	1	»	»	»	»	»	1
Boutonniers.	»	»	»	»	»	»	1	»	1	»	»	»	2
Terrassiers.	»	»	»	»	»	»	1	1	»	»	»	»	2
Orfèvres.	»	»	»	»	»	»	1	»	»	»	»	»	1
Cordonniers.	»	»	»	»	»	»	1	»	»	»	»	1	2
Peintres.	»	»	»	»	»	»	»	1	»	»	»	»	1
Carrossiers.	»	»	»	»	»	»	»	1	»	»	»	»	1
Prêtres.	»	»	»	»	»	»	»	1	»	»	»	»	1
Instituteurs.	»	»	»	»	»	»	»	»	1	»	»	»	1
Frotteurs.	»	»	»	»	»	»	»	»	1	»	»	»	1
Marchands de Vin. .	»	»	»	»	»	»	»	»	2	»	»	»	2
Confiseurs.	»	»	»	»	»	»	»	»	»	1	»	»	1
Employés.	»	»	»	»	»	»	»	»	»	1	»	»	1
Porteurs d'eau. . . .	»	»	»	»	»	»	»	»	»	1	»	»	1
Selliers.	»	»	»	»	»	»	»	»	»	1	»	»	1
Traiteurs.	»	»	»	»	»	»	»	»	»	1	»	»	1
Avocats.	»	»	»	»	»	»	»	»	»	1	»	»	1
Cultivateurs.	»	»	»	»	»	»	»	»	»	»	1	»	1
Teinturiers.	»	»	»	»	»	»	»	»	»	»	1	»	1
Chapelliers.	»	»	»	»	»	»	1	1	»	»	»	»	2
Totaux.	5	6	6	2	7	5	8	11	7	10	6	1	74

l'Hôpital Saint-Louis, pendant le cours de l'année **1819**.

FEMMES.

PROFESSIONS.	JANVIER.	FÉVRIER.	MARS.	AVRIL.	MAI.	JUIN.	JUILLET.	AOUT.	SEPTEMBRE.	OCTOBRE.	NOVEMBRE.	DÉCEMBRE.	PAR AN.
Journalières.	1	1	»	1	1	»	»	»	»	»	»	»	4
Lingères.	1	1	»	»	1	1	»	»	»	1	1	»	6
Ravodeuses.	1	»	»	»	»	»	»	»	»	»	»	»	1
Institutrices.	1	»	»	»	»	»	»	»	»	»	»	»	1
Portières.	»	1	»	»	»	»	»	»	»	»	»	»	1
Sans état.	»	1	»	1	»	1	»	»	»	»	»	»	3
Couturières.	»	»	2	»	1	»	»	»	»	»	»	»	3
Domestiques.	»	»	1	»	»	1	1	»	1	1	»	»	5
Culottières.	»	»	1	»	»	»	»	1	»	»	»	»	2
Femmes de ménage. .	»	»	»	»	1	»	»	1	»	»	»	»	2
Gantières.	»	»	»	»	»	»	1	»	»	»	»	»	1
Coupeuse de poils. . .	»	»	»	»	»	»	»	»	1	»	»	»	1
Dentellières.	»	»	»	»	»	»	»	»	»	1	»	»	1
Fleuristes.	»	»	»	»	»	»	»	»	»	1	»	»	1
Blanchisseuses.	»	»	»	»	»	»	»	»	»	1	»	»	1
Cotonnières.	»	»	»	»	»	»	»	»	»	»	1	»	1
Ouvrières en soie. . .	»	»	»	»	»	»	»	»	»	»	1	1	1
March[des] ambulantes.	»	»	»	»	»	»	»	»	»	»	»	1	1
TOTAUX.	4	4	4	2	4	3	2	2	2	5	3	2	37

Je dois faire remarquer que des Tableaux analogues à celui-ci ont été dressés pendant plusieurs années, et que j'ai toujours obtenu à peu près les mêmes résultats.

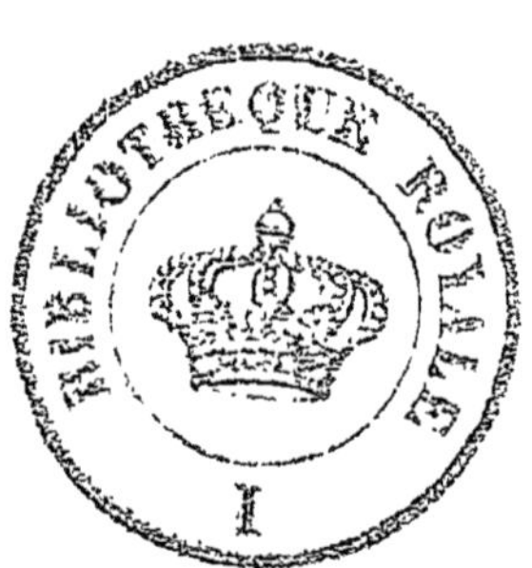

www.ingramcontent.com/pod-product-compliance
Ingram Content Group UK Ltd.
Pitfield, Milton Keynes, MK11 3LW, UK
UKHW020326250726
13967UKWH00004B/1876